L'HYPERTENSION ARTÉRIELLE

Un programme de santé complet

C'est naturel, c'est ma santé

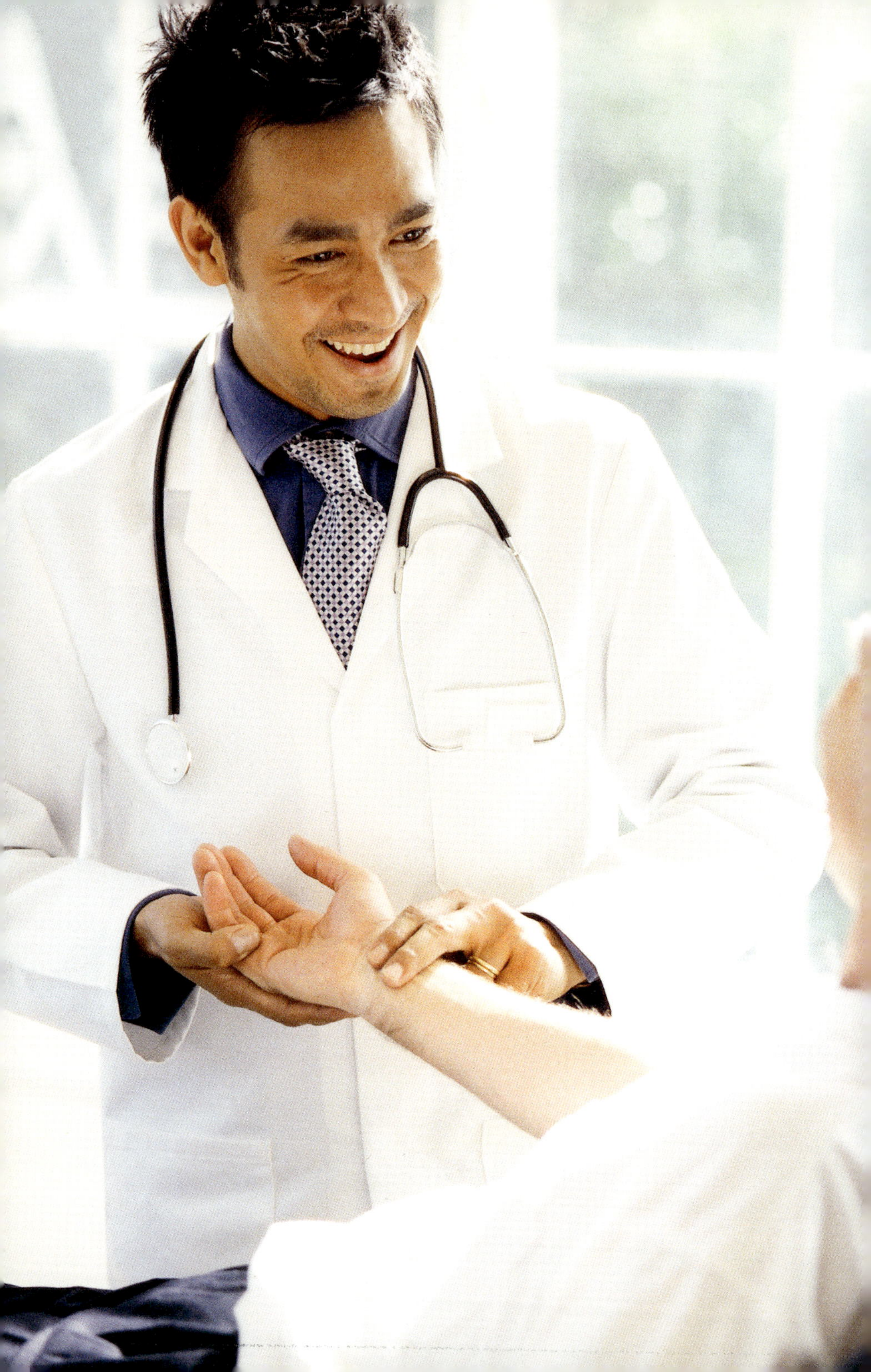

L'HYPERTENSION ARTÉRIELLE

Un programme de santé complet

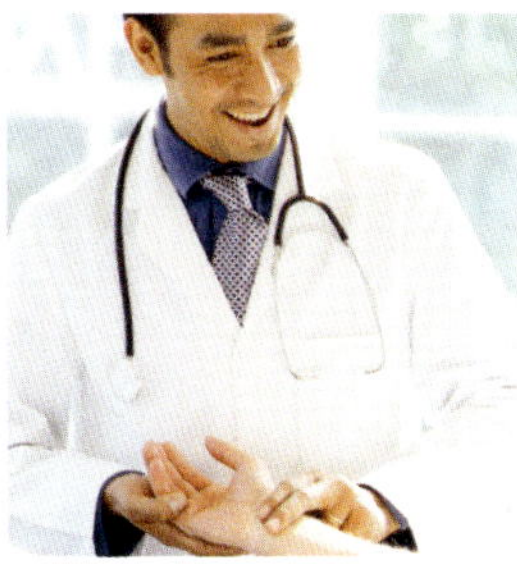

Dr Michel Brack

EDITIONS Alpen
Alpen Éditions
9, avenue Albert II
98000 Monaco

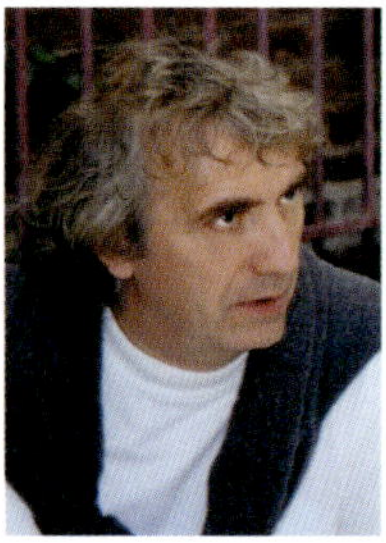

Médecin INSERM, à l'hôpital Pitié Salpetriere-Paris, le Dr Michel Brack est le créateur du Centre d'investigations biocliniques du stress oxydatif.

Pour la présente Édition

9, avenue Albert II
MC - 98000 MONACO
Tél. : *00377 97 77 62 10*
Fax : *00377 97 77 62 11*

Direction : *Christophe Didierlaurent*
Suivi éditorial : *Fabienne Desmarets*
Mise en page et infographie : *Alexandre Milhem*

Crédits photos :
Stockbyte, Banana Stock, Photodisc, Itstock, Photo Alto, Fancy, Image source, Image more.

Dépôt légal : *2009*
ISBN13 : 978-2-916784-82-3

Imprimé en France
Imprimerie Baud,
Dépôt légal n°578 : 2009
Saint-Laurent-du-Var

Introduction

Nous avons tous une tension artérielle : c'est la pression nécessaire pour acheminer le sang dans tout l'organisme. C'est l'excès qui est dangereux.

Lorsque le médecin prend notre tension artérielle, il mesure la pression qu'exerce sur la paroi de nos artères la colonne de sang éjectée à chaque contraction du cœur.

Les chiffres

Comme toute pression, la pression artérielle se mesure en millimètres de mercure. Pour être correct, lorsque le médecin annonce 12/8, il devrait dire 120 et 80 millimètres de mercure.

Les deux nombres correspondent pour le plus grand à la pression artérielle systolique et pour le plus petit à la pression artérielle diastolique.

La pression artérielle systolique correspond à la pression maximale qu'exerce le cœur lorsqu'il se contracte pour propulser le sang dans les artères.

Lorsque le muscle se relâche, entre deux contractions, la pression chute dans les artères et la pression rési-

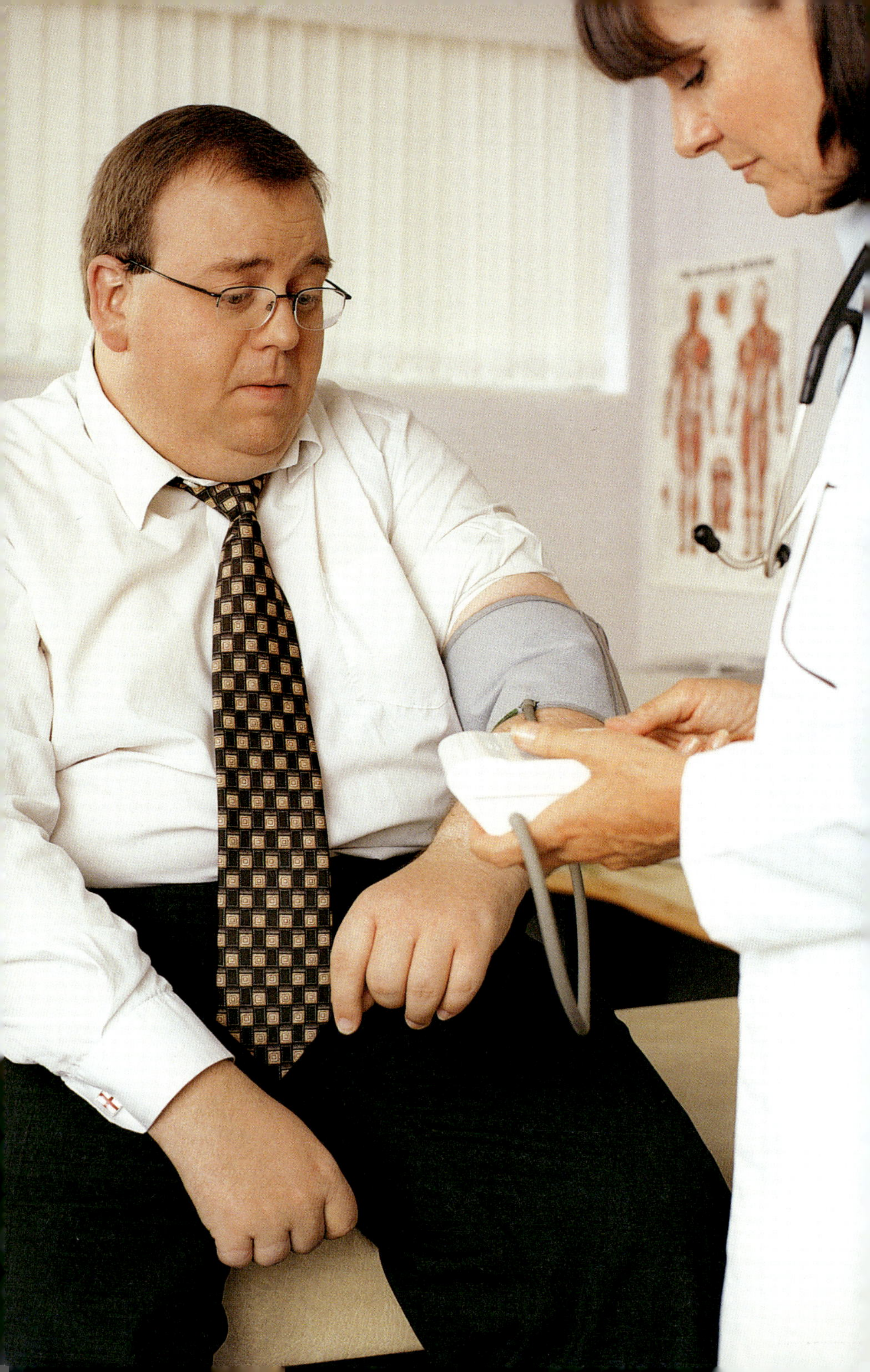

duelle, la plus basse est la pression diastolique.
Il est classique d'attribuer à la systolique la capacité du cœur à se contracter, et à la diastolique, la souplesse des artères. En effet, plus l'artère est souple et plus la pression résiduelle est basse.
Une artère rigide, abîmée par l'artériosclérose par exemple ne permet pas à la pression de redescendre suffisamment entre deux contractions cardiaques et se caractérisera pas une pression diastolique élevée. (exemple: 16/10)

Quand c'est trop élevé

On parle d'hypertension artérielle lorsque s'installe une élévation permanente des chiffres de la pression artérielle au dessus de 16/9. Autrement dit, il y a hypertension artérielle lorsque la pression est trop forte à l'intérieur de nos artères. Pour confirmer le diagnostic, le médecin doit cependant retrouver des chiffres trop élevés à trois reprises.

TABLE DES MATIÈRES

Une histoire de tuyaux, de pompe et de pression

L'organisme contient 5 litres de sang qui circule en circuit fermé grâce à un réseau complexe fait d'artères et de veines et d'une pompe centrale : le cœur.

Notre cœur, nos artères de la plus grosse (l'aorte) aux plus fines, (celles qui font communiquer le sang et nos cellules), forment un circuit « pompe/tuyaux » qui ressemble à un arbre et ses arborescences, des plus grosses branches aux plus petits rameaux.
Au pied de notre arbre vasculaire, notre cœur fait office de pompe pour envoyer notre « sève », le sang, jusqu'à la plus petite ramure au fin fond de la pulpe de nos orteils ou au cœur de nos cellules cérébrales.

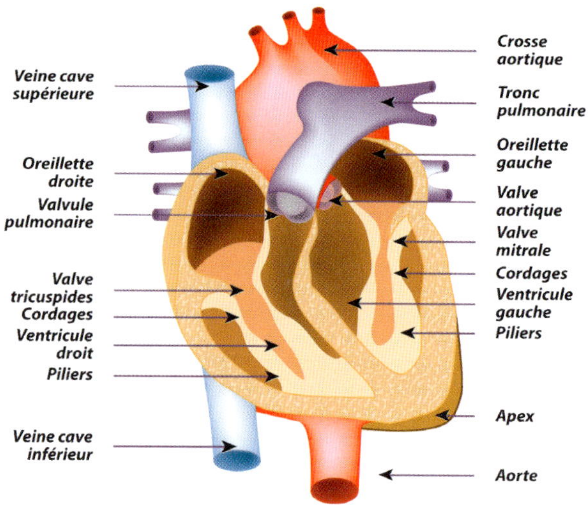

La pression engendrée par la contraction de la pompe cardiaque, est maximale au niveau du tronc « aortique » et diminue au fur et à mesure que l'on s'en éloigne.
Au niveau des plus petites artérioles, la pression est quasiment nulle et le sang diffuse en ruisselant.

Ceci explique entre autre que la prise de la pression artérielle doit se faire sur une artère la plus proche possible du cœur, le plus souvent au niveau du bras.

Des variations gênantes

On comprend aisément que les besoins permanents en oxygène de toutes nos cellules tout comme la nécessité pour elles d'éliminer les déchets, imposent une régulation toute aussi permanente de la pression artérielle.

Une chute brutale ou durable de la pression a des conséquences sur l'approvisionnement des cellules les plus lointaines ou les plus sensibles, tout comme une montée brusque ou prolongée risque d'endommager les structures vasculaires les plus fines et les organes concernés.

L'hypertension artérielle permanente signe une perturbation majeure de cette régulation qui peut être liée à une anomalie anatomique due par exemple à un obstacle sur le circuit (augmentant la pression en amont), mais le plus souvent elle résulte d'une anomalie d'un ou plusieurs mécanismes régulateurs.

Quoiqu'il en soit, une pression trop importante et permanente dans les artères crée une contrainte particulière sur leur paroi qui s'épaissit : des modifications qui font le lit de l'artériosclérose.

En savoir plus : le cœur

Le cœur est un muscle dont les contractions sont déclenchées par un circuit électrique qui lui est propre. La régularité et la fréquence des battements dépendent du système neuro-végétatif relié au cerveau et influencé par les émotions, le stress, les efforts physiques et d'autres facteurs. Plus il est tonique, mieux l'organisme est oxygéné. Plus il bat lentement mieux c'est. Cela signifie que vous êtes en bonne condition physique. Les sportifs ont un cœur qui bat aux alentours de 55 battements par minute au repos. Au dessus de 70 battements par minute, vous manquez d'activité physique et au dessus de 90, vous souffrez de tachycardie, un trouble qui nécessite une consultation.

Et l'hypotension ?

Dans certains cas ou chez certaines personnes la tension artérielle est trop basse.

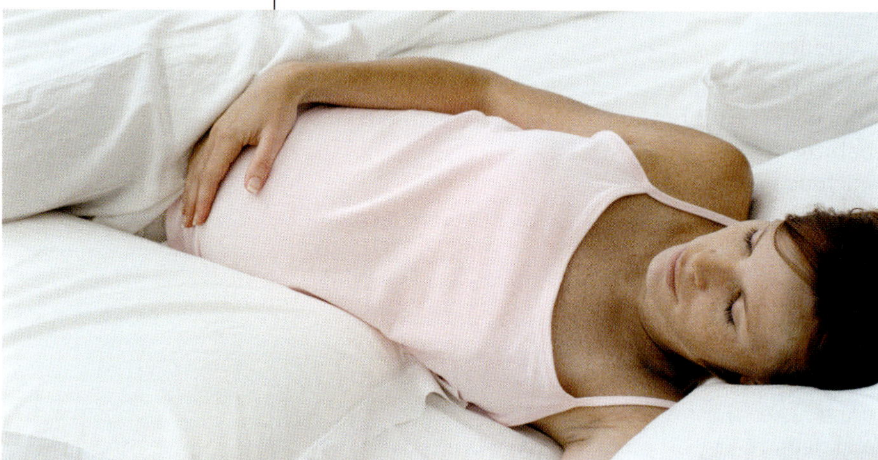

La situation la plus connue est l'hypotension orthostatique

Il s'agit d'une chute brusque de la tension artérielle aux changements de position, en particulier au moment du passage trop rapide d'une position allongée à la position debout.

Ces changements de position surtout trop brutaux nécessitent une adaptation rapide de l'organisme pour maintenir une pression constante.

Dans certains cas, un léger retard à cette adaptation se manifeste par une chute passagère de la pression artérielle et quelques troubles tout aussi passagers, essentiellement à un type de vertiges.

Ces événements désagréables ne signent pas un état pathologique particulier, et le plus simple est d'éviter ces mouvements brusques.

"Une tension basse" naturelle

En dehors des états de fatigue, pendant lesquels la tension peut perdre 1 ou 2 points par rapport aux chiffres habituels, ces hypotensions sont normales liées en quelque sorte à la personnalité.
On parle volontiers, pour ceux et celles qui manquent de tonus....de personnalités « hypotoniques ».

Conseils anti-chutes

Même si une tension basse est plutôt signe de bonne santé, elle peut être gênante, voire handicapante. Dans ce cas, le médecin peut prescrire des médicaments qui augmentent la pression artérielle. Mais généralement, il suffit de prendre quelques précautions au quotidien pour limiter les malaises.

- Evitez de passer de la station allongée ou assise à la station debout trop rapidement. Si vous êtes dans votre lit, relevez-vous doucement en tournant d'abord le corps sur le côté, puis laissez tomber vos jambes vers le sol et terminez votre mouvement en relevant lentement le buste. Une fois assis, levez-vous.
- Evitez les bains trop chauds ainsi que sauna et hammam. L'excès de chaleur en général peut provoquer un malaise.
- Les chutes de tension pendant la grossesse sont assez fréquentes. En cas de malaises, allongez-vous sur le côté gauche quelques instants. Le soulagement est rapide.

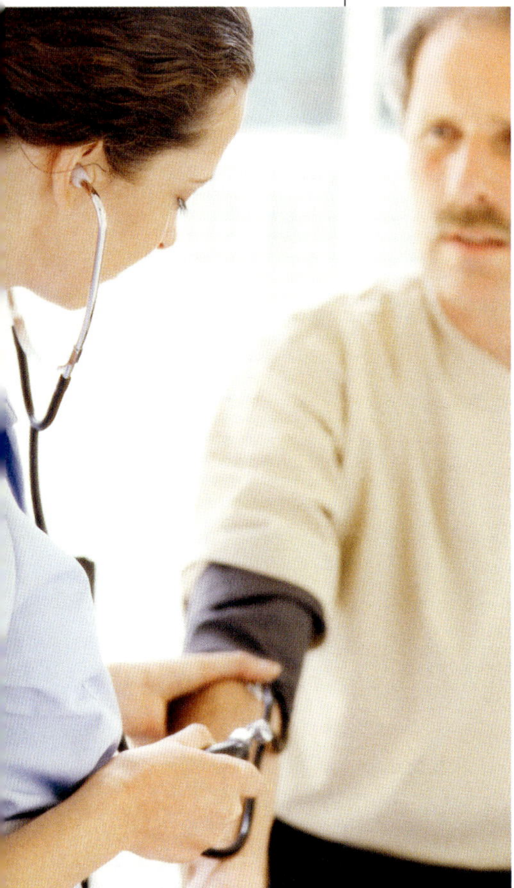

Au-delà des chiffres...

Pas d'inquiétudes si votre tension sort des normes. Dans la vie, il y a des hauts et des bas.

S'il est important de connaître ses chiffres habituels de tension artérielle, il ne faut pas s'alerter si lors d'une prise occasionnelle, ils ne sont pas tout à fait identiques à l'habitude.

Une petite baisse de tension passagère signera au pire une petite fatigue, une hausse un état passager de nervosité.

Surtout, il est important de savoir que notre pression artérielle varie, cette variation est même un signe de bonne santé.

Des hauts et des bas

De nombreux facteurs peuvent modifier notre pression artérielle.

La variation la plus importante est celle qui concerne le jour et la nuit.

Pendant notre sommeil notre tension artérielle baisse de façon significative. Ce « repos » nocturne est essentiel, et des chiffres élevés de pression artérielle au petit matin ont un caractère péjoratif.

En dehors de cette variation sur plusieurs heures, notre tension varie en permanence en fonction de nos activités quotidiennes et des événements extérieurs.

Ainsi une émotion brutale, un stress, et bien entendu l'effort physique vont modifier à la hausse nos chiffres de tension artérielle.
Cette montée plus ou moins brusque, plus ou moins importante signe tout simplement la capacité de notre organisme à s'adapter, et à nous mettre dans les conditions optimales de réaction.
Devant un danger par exemple, une série de modifications physiologiques importantes, au sein desquelles l'augmentation du rythme cardiaque et de la pression artérielle, nous permet d'adopter le comportement adéquat comme la fuite ou l'agressivité.

S'adapter, c'est essentiel !

Toutes ces modifications parfois extrêmement brutales sont donc très utiles et sont le signe d'une bonne santé. A condition cependant que le retour à la normale se fasse de la même façon, autrement dit que nos facultés de récupération soient préservées.
Globalement, la notion de bonne santé peut se définir comme notre capacité à gérer correctement des états loin de l'équilibre.
Pour la pression artérielle cela signifie que l'on sera plus attentif à notre faculté de faire varier nos chiffres dans les deux sens, que d'avoir en permanence une tension constante. Ces notions importantes ont été mises en évidence grâce à des enregistrements continus de la tension artérielle, ces méthodes sont utilisées en pratique courante pour mieux diagnostiquer quantitativement et qualitativement l'hypertension artérielle.

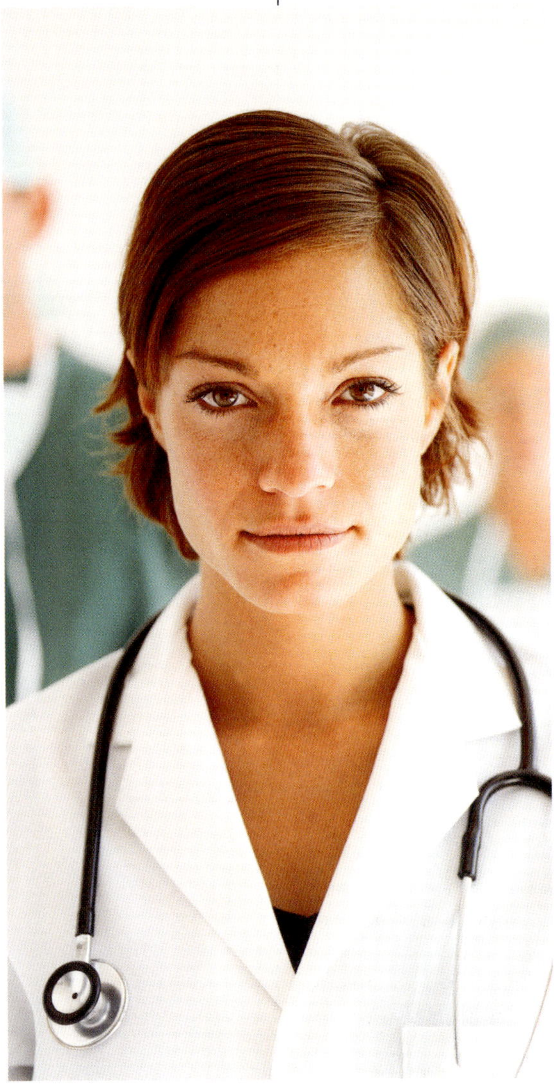

Mesurez votre tension

Un examen médical complet comprend toujours une prise de la tension artérielle.

Mesurer la tension artérielle est un geste banal et fréquent. Elle fait partie de l'examen médical, quelque soit la raison de la consultation, à tel point que beaucoup de patients se scandalisent lorsque le médecin omet de pratiquer ce geste hautement symbolique...
Un médecin qui ne prend pas la tension à chaque consultation n'est pas pour autant un mauvais médecin.

Les conditions idéales

La prise de la tension artérielle impose de respecter certains principes de base :
- On doit être au repos au moins dix minutes.
- Elle doit être prise aux deux bras.

- Elle doit être prise debout puis couché, ou inversement pour objectiver une hypotension orthostatique.
- Elle doit être prise plusieurs fois de suite surtout si les chiffres à la première prise sont élevés.
- Une tension élevée doit être vérifiée à quelques jours de distance.
- La modification soudaine et durable des chiffres de la pression artérielle, dans le sens de la hausse comme dans le sens de la baisse doit alerter.

En conclusion, on ne fait pas le diagnostic d'hypertension artérielle sur une seule prise de la tension artérielle lors d'une consultation quelle qu'elle soit.

L'effet « blouse blanche »

L'effet « blouse blanche » est probablement la situation la plus classique et la plus connue des hausses « artificielles » ou du moins sans signification pathologique de la tension artérielle.
Elle signifie simplement que la seule émotion ou appréhension de se retrouver face à un médecin, symbolisée par la blouse blanche, même si la plupart n'en porte plus, peut se traduire par une montée transitoire des chiffres mesurés.
Cette anomalie disparaît dans la très grande majorité des cas après quelques minutes, lorsque l'émotion est moins vive.

Ailleurs que chez le médecin...

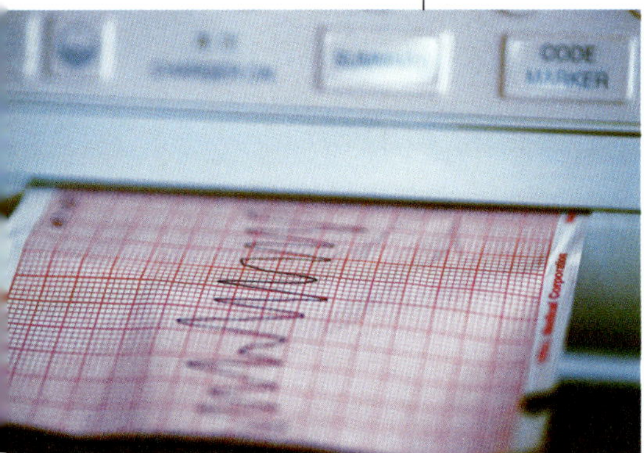

Pour vérifier votre tension artérielle pensez aux infirmières, aux kinés et aux pharmaciens.

Une infirmière, un kinésithérapeute peuvent être amenés à prendre votre pression artérielle, ce sont des professionnels de la santé, et leur concours peut être important si vous ressentez un malaise ou de violents maux de tête.
Une mention particulière doit être apportée aux pharmaciens d'officine. Ce sont aussi des professionnels de la santé capables d'interpréter les résultats de la prise de votre tension. L'officine de quartier, plus souvent visitée que le cabinet du médecin surtout lorsqu'on souffre d'une maladie chronique nécessitant des renouvellements d'ordonnance, est un endroit idéal pour faire surveiller sa tension, à condition qu'elle soit prise dans de bonnes conditions, avec un appareil correct et que les chiffres soient soigneusement reportés sur un petit carnet de suivi.

L'auto mesure

Mesurer sa pression artérielle chez soi est aujourd'hui un geste facile.
De nombreux appareils de plus en plus automatisés sont mis à votre disposition, et ne nécessitent la plupart du temps que d'appuyer sur un bouton.
Mais là aussi, peut être plus qu'ailleurs, il est important

d'utiliser un appareil « homologué » et de respecter une marche à suivre rigoureuse.
Les appareils les plus fiables sont ceux qui prennent la tension au niveau du bras. Les tensiomètres prenant la tension au poignet peuvent être utilisés, en revanche il est préférable d'éviter les appareils de mesure au niveau du doigt.
Plus on s'éloigne du cœur plus le risque d'erreurs est grand.

Pour une prise fiable...

- Prendre sa tension au repos
- Bien ajuster le brassard
- Gonfler suffisamment le brassard si le gonflage n'est pas automatique
- Eviter de remuer le bras pendant la prise
- Prendre la tension de préférence en position assise

Le holter

Le holter tensionnel ou MAPA est un examen de pratique courante qui a pour objectif d'enregistrer la tension artérielle sur une période longue, en général sur 24 heures.
Tout le monde ne bénéficie pas de la pose d'un holter. Elle est réservée à certaines situations, pour confirmer le diagnostic d'une hypertension incertaine, mettre en évidence des chutes ou des accès de tension ou vérifier l'effet d'un traitement hypertenseur.
Le principe est simple, un brassard est appliqué sur un bras, (le bras gauche pour un droitier) et relié à un petit appareil d'enregistrement portable.
Le brassard se gonfle automatiquement, la plupart du temps tous les quarts d'heure dans la journée et toutes les heures la nuit.
Au moment du gonflage il est conseillé de cesser toute activité et tout mouvement afin de ne pas perturber la mesure.
Cette technique est indolore. Son principal inconvénient est de ne pas pouvoir prendre de douche ou de bain pendant une journée.
Le lendemain, l'appareil est débranché et les données analysées par le médecin.
Cet examen permet d'objectiver les variations normales et anormales de la pression au cours de la journée.
Il est essentiel, pendant toute la journée de l'enregistrement, de noter tous les événements qui surviennent : les moments d'activité et de repos, mais aussi des événements plus inhabituels, comme un effort intense, un choc ou un stress occasionnel.

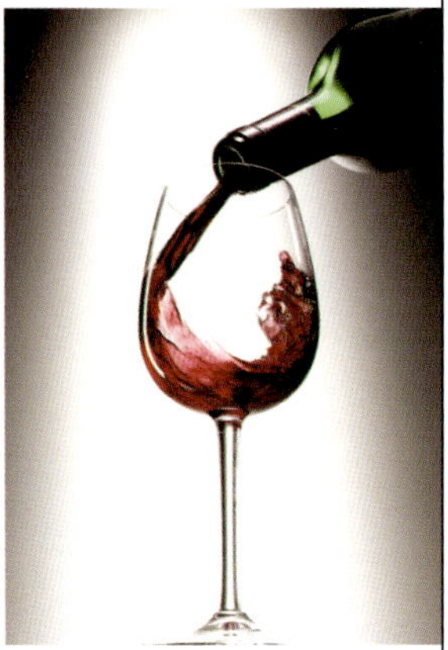

Les signes d'alerte

Sans signes particuliers, l'hypertension artérielle évolue généralement en silence.

Dans la grande majorité des cas des chiffres élevés de pression artérielle ne provoquent aucun trouble, aucun symptôme. On dit que l'hypertension est asymptomatique.
En médecine, la gravité d'une maladie n'est pas liée à l'importance des signes que le patient ressent.
Ce constat particulièrement vrai pour l'hypertension artérielle, conduit certains spécialistes à parler de « tueur silencieux »...

Des gênes à identifier

Toutefois, les montées rapides et inhabituelles ou très importantes de la pression artérielle peuvent occasionner un certain nombre de symptômes classiques :
- Maux de tête, notamment le matin et localisés à la nuque.
- Vertiges, bourdonnements d'oreille.
- Palpitations.
- Saignements du nez .
- Fatigue anormale, somnolence, voire confusion.
- Engourdissements, fourmillements dans les pieds ou dans les mains.

Tous ces signes doivent déclencher un réflexe : faire prendre sa tension et de préférence chez son médecin.
Il faut cependant reconnaître que la plupart du temps la découverte d'une hypertension est fortuite, lors d'une consultation pour une toute autre raison.

Les risques

L'hypertension artérielle n'est pas une maladie en soi, bien que l'on parle souvent de « maladie hypertensive » !
Cette « maladie hypertensive » est un état pathologique qui augmente le risque de survenue d'événements cardiovasculaires et cérébrovasculaires.
A ce titre, l'hypertension artérielle fait partie de ce que l'on appelle les facteurs de risques cardiovasculaires.
En dehors de cette triste contribution à l'une des causes les plus fréquentes de mortalité dans nos pays, l'hypertension artérielle a des conséquences délétères sur l'ensemble des organes irrigués par l'arbre vasculaire.

Evaluez vos risques cardiovasculaires

Selon votre tension artérielle et le nombre de facteurs de risques associés (voir plus haut), vous vous exposez plus ou moins à la survenue d'un accident cardiovasculaire (Ref : OMS).

	PA systolique		**PA diastolique**
Normale	Inf à 130	et	Inf à 85
Hypertension stade 1	140-159	ou	90-99
Hypertension stade 2	160-179	ou	100-109
Hypertension stade 3	Sup à 180	ou	Sup à 110
HTA systolique isolée	Sup à 140	et	Inf à 90

	STADE 1	**STADE 2**	**STADE 3**
Pas d'autre facteur de risque	Risque faible	Risque moyen	Risque élevé
1 à 2 facteurs de risque	Risque moyen	Risque moyen	Risque très élevé
3 ou plus facteurs de risque	Risque élevé	Risque élevé	Risque très élevé
Maladies associées	Risque très élevé	Risque très élevé	Risque très élevé

Protégez vos organes !

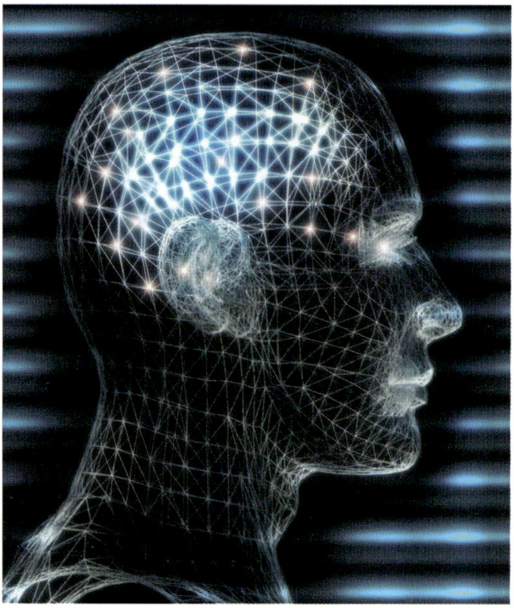

Une tension artérielle élevée finit à long terme par endommager certains organes.

Les organes cibles les plus touchés par ces complications hypertensives sont le cœur lui-même, les gros vaisseaux, les reins, le cerveau et l'œil.

Le cœur

L'hypertension au niveau de l'aorte impose au ventricule gauche une augmentation du travail pour éjecter le sang. Cette augmentation du travail finit par entraîner une hypertrophie de ce ventricule (une augmentation de son volume) qui peut évoluer avec le temps vers une insuffisance cardiaque, des troubles du rythme et une mauvaise irrigation du muscle cardiaque augmentant le risque d'infarctus du myocarde.

Les gros vaisseaux

Les modifications résultant de l'hyperpression dans les gros vaisseaux sanguins sont de deux ordres :
- Un épaississement de la paroi que l'on mesure aujourd'hui et qui apparaît comme un marqueur très important du risque coronarien et cérébral.
- Une baisse de la pression diastolique et une augmentation concomitante de la pression systolique.

Cette situation est caractéristique de l'hypertension artérielle des sujets autour de 70 ans que l'on appelle : hypertension systolique isolée.

Le rein

Participant à la régulation de la pression artérielle, le rein est à la fois coupable et victime de l'hypertension artérielle.
L'hypertension peut avoir un retentissement majeur sur le rein avec un risque d'insuffisance rénale.
Les petites artères du rein se sclérosent petit à petit et peuvent se boucher. Le débit de filtration diminue. Ce déficit de la fonction rénale est aggravé quand, à l'hypertension se greffe un trouble diabétique.

Le cerveau

Particulièrement sensible aux variations des pressions, le cerveau paye un lourd tribut à l'hypertension artérielle.
En dehors des grands accidents tels que l'accident vasculaire cérébral qu'il soit par hémorragie ou par caillot obstruant une artère dans le cerveau, une pression élevée permanente dans les artères cérébrales détruit les structures nobles du cerveau. Cette destruction aboutit à une « encéphalopathie hypertensive » dont la sentence est une démence vasculaire. Une étude canadienne présentée récemment au congrès de l'American College of Cardiology à Chicago a mis en évidence que l'hypertension artérielle pourrait favoriser le développement de la maladie d'Alzheimer. Aussi, plus basse est votre tension à 50 ans, moins vous avez de risques de présenter des troubles cognitifs. D'où l'intérêt de contrôler sa tension artérielle à partir de 40 ans au moins une fois par an et de la traiter.

L'œil

La rétinopathie hypertensive est la manifestation des modifications des artères de la rétine dues à l'hypertension.
Ces modifications étant accessibles à l'observation, l'examen du fond de l'œil bien que réservé aux hypertensions sévères, a fait longtemps partie du bilan systématique de l'hypertension artérielle.
La rétinopathie hypertensive est cependant rare et asymptomatique.
La complication classique est le décollement de la rétine qui se répare avec le traitement de l'hypertension.

QUAND L'HYPERTENSION EST LÀ

Une maladie sans cause ?

Selon les experts, 85 à 95 % des hypertensions restent sans cause précise, on parle d'hypertension artérielle essentielle ou primaire.

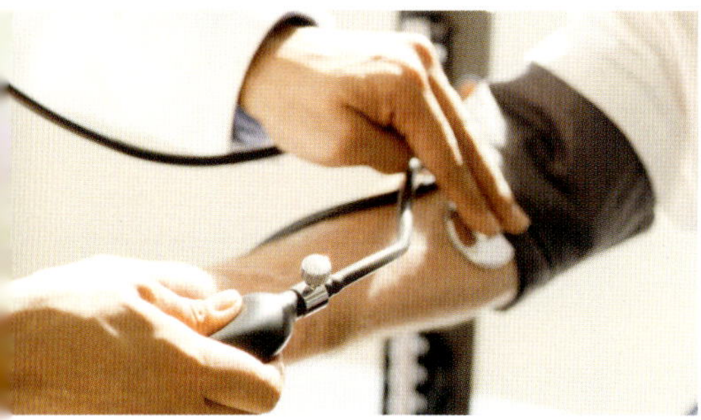

Cette notion est assez discutable dans la mesure où il est difficile d'admettre que pour la grande majorité des hypertendus, cette « maladie » dont les conséquences ne sont ni anodines ni inconnues serait une simple fatalité sans fondements…
Il est clair pourtant qu'un certain nombre de facteurs se conjuguent pour aboutir à cet état pathologique d'hypertension artérielle essentielle.
Parmi ces facteurs, la surcharge pondérale, la consommation excessive de sel, une mauvaise alimentation, la sédentarité et surtout un état anormal de stress psychosocial, ne sont pas plus à démontrer.
Or tous ces facteurs sont contrôlables.
D'autres le sont moins mais peuvent enrichir la liste, comme l'âge et l'hérédité.
Disons que toutes ces « causes » ne sont pas reconnues comme telles, car elles n'agissent pas isolément, mais en s'additionnant comme autant de facteurs déclenchants.
Retenons toutefois notre attention sur l'un de ces facteurs, dont l'importance est de plus en plus reconnue, non seulement comme facteur causal de l'hypertension mais aussi comme facteur indépendant du risque cardiovasculaire : le stress psychosocial ou « psycho socio professionnel ».
L'hypertension artérielle peut aussi avoir une cause bien identifiée, « organique », on parle alors d'hypertension artérielle secondaire.

Primaire ou secondaire, la grande différence et la légitimité de ce distinguo tient au fait que s'il y a une cause organique, elle doit être traitée en tant que telle, plutôt que de traiter l'hypertension car celle-ci disparaîtra avec la disparition de la cause.

Les causes rénales

Parmi les causes rénales, on distingue les causes rénales chirurgicales (justifiant d'un traitement chirurgical) et non chirurgicales (justifiant d'un traitement médical).

Les causes rénales chirurgicales :

- La sténose de l'artère rénale (qui pourra bénéficier d'une angioplastie, c'est-à-dire de la dilatation de l'artère par le gonflement d'un ballonnet au niveau du rétrécissement).
- Les pyélonéphrites chroniques, séquelles d'infections urinaires chroniques ou répétées.
- La tuberculose rénale.

Les causes non chirurgicales :

- Les atteintes rénales du diabète : la glomérulopathie diabétique.
- Les atteintes rénales de la goutte ou de l'hyperparathyroïdie, regroupées sous le terme de néphrites interstitielles métaboliques.
- La maladie polykystique des reins.
- Les glomérulonéphrites, les syndromes néphrotiques.

Les causes endocriniennes

Elles concernent surtout les maladies des glandes surrénales, comme le syndrome de Cushing, le syndrome de Conn ou le phéochromocytome.

Il s'agit toujours d'un « emballement » de la glande surrénale qui sécrète l'aldostérone, une hormone qui augmente la rétention du sel.

- Dans le syndrome de Cushing, les surrénales produisent trop de cortisol, entraînant une hypertension et une obésité.
- Le syndrome de Conn est dû à un adénome surrénalien hyper secrétant.
- Le phéochromocytome est une tumeur rare qui sécrète de l'adrénaline et provoque des hypertensions paroxystiques, c'est-à-dire des montées brusques et répétées de la pression artérielle.
- L'hyperthyroïdie s'accompagne également d'une hypertension artérielle avec tachycardie (accélération du rythme cardiaque).

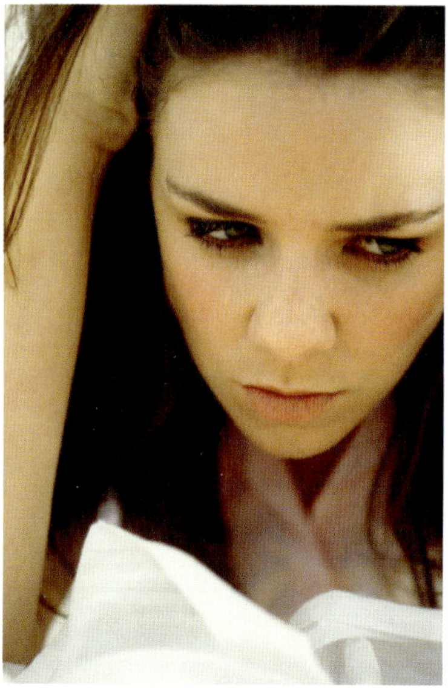

Sous stress

Il est reconnu, dans nos sociétés « technologiques avancées », comme l'une des maladies du siècle.

Le stress se définit comme un état pathologique, de pénibilité, souvent lié à l'incapacité de contrôler une situation vécue comme difficile, voire agressive.
Il est important de distinguer stress aigu et stress chronique, le stress aigu étant la réponse à un événement brutal comme un deuil ou un choc violent, alors que le stress chronique est un état plus permanent, en général qui perdure au-delà d'un mois.
Les conséquences de l'un et de l'autre ne sont pas les mêmes sur l'organisme.
Par exemple, un stress court n'aura pas d'effet au niveau de la sécrétion de cortisol alors que ce sera le cas pour un stress de durée moyenne ou longue.
Ces états de stress jouent également un rôle bien connu sur notre système immunitaire.
Le stress aigu peut sidérer nos défenses immunitaires.
Cette baisse brutale et massive de la « garde » peut permettre à un cancer ou une maladie infectieuse de se développer.
Au contraire, le stress chronique est plutôt responsable de maladies métaboliques ou cardiovasculaires.

Sous pression= hypertension

Depuis quelques années, les études montrant le rôle du stress dans la survenue de nombreuses maladies cardio-vasculaires se multiplient :
- Dans une publication de 2001, parue dans la revue « Hypertension », les auteurs montrent que le stress aigu est à l'origine de poussées tensionnelles et que le stress chronique, en particulier professionnel, est un facteur indépendant associé à la pression artérielle. D'autre part, le stress augmente le risque de troubles du rythme cardiaque ainsi que celui de la formation de caillots bouchant les vaisseaux sanguins.
- De nombreuses études épidémiologiques ont montré entre autres, que la mortalité est plus élevée chez les sujets exposés aux métiers les plus pénibles et au chômage. (Kaplan et Keil).

Schéma de
Frantz Alexander

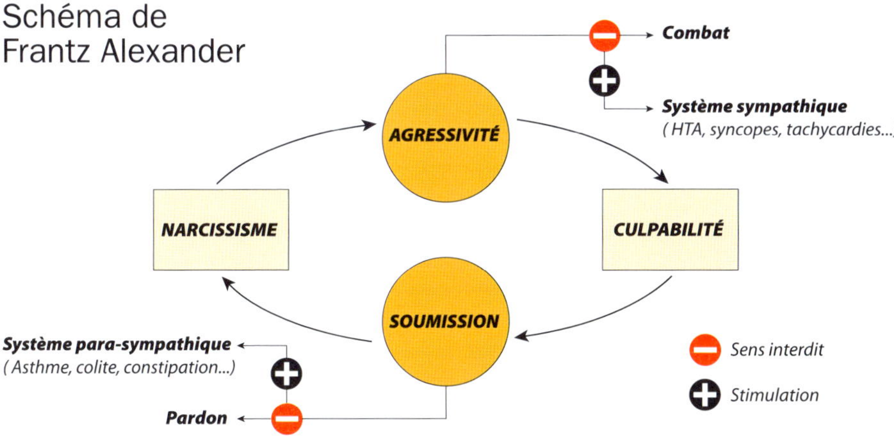

- Dans une étude poursuivie pendant 20 ans et portant sur 1759 hommes, Kubzansky a montré que des préoccupations d'ordre social et financier augmentent le risque relatif d'infarctus non mortels et d'événements coronariens.

Stress et maladies

Frantz Alexander (1891-1964) , médecin et psychanalyste hongrois est devenu aux Etats-Unis le pionnier de la médecine psychosomatique.
Pour Alexander, un grand nombre de pathologies prennent leur source au niveau mental. La théorie, décrite de façon exemplaire dans le schéma dit « d'Alexander », lie via le système nerveux autonome, le trouble « psychique » et la maladie « somatique ».
La non résolution d'un conflit au niveau supérieur, dans la sphère psychique, crée une dérégulation du système nerveux autonome, celui qui gère nos émotions mais aussi notre rythme cardiaque, notre pression artérielle, la physiologie motrice et sécrétoire de notre appareil digestif.

A prendre au sérieux

Si les travaux d'Alexander ne soulèvent plus beaucoup d'intérêt, il n'en reste pas moins qu'ils ont l'avantage de décrire de façon lumineuse les liens existant entre le mental et les maladies organiques ce dont quasiment personne ne doute aujourd'hui...

Une histoire de famille

L'hérédité est sans aucun doute un facteur de risque d'hypertension sur lequel on ne peut intervenir.

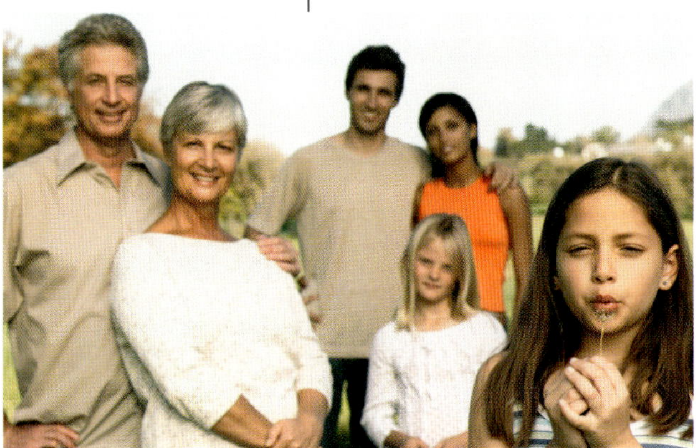

Si l'existence dans la fratrie d'un nombre plus ou moins important d'hypertendus représente un risque plus élevé d'être soi même hypertendu, les liens entre génétique et hypertension sont loin d'être élucidés.
Certaines anomalies portant sur un gène unique sont connues mais ne représentent qu'une proportion négligeable des hypertensions.

L'échocardiographie, l'examen de base après l'électrocardiogramme

Lorsque le cœur donne des signes de faiblesse, on peut réaliser un autre examen après l'ECG : l'échocardiographie.
Elle permet d'explorer et d'analyser presque toutes les structures du cœur ainsi que la qualité de la contractilité de ces structures.
Cet examen tout à fait indolore et qui dure environ vingt minutes, renseigne bien sur le fonctionnement du cœur. Lorsque cet examen est couplé avec un doppler, qui permet de visualiser le flux sanguin dans le cœur, on parle d'échocardiographie-doppler.

La recherche s'oriente sur la mise en évidence d'anomalies plus complexes qui aboutiraient à des phénotypes particuliers avec l'espoir de proposer des démarches thérapeutiques spécifiques.

En revanche, l'hypertension étant un facteur de risque parmi d'autres, il est important d'envisager ces « prédispositions familiales » de façon plus globale, face au risque cardiovasculaire.

Ainsi, un antécédent d'infarctus du myocarde précoce chez un des ascendants augmente le risque de maladie coronarienne.
Dans l'étude de Colditz (1991) , menée sur plus de 45 000 hommes de 40 à 75 ans indemnes de maladie coronaire, le risque relatif de décès d'origine cardiaque est multiplié par 2 lorsqu'un ascendant avait fait un infarctus avant l'âge de 70 ans, et ce risque augmente encore si l'infarctus était survenu plus tôt.
Dans l'étude cas-contrôle de Ciruzzi (2002) portant sur 1060 sujets et 1071 témoins, les sujets dont au moins un proche parent avait fait un infarctus du myocarde présentaient un risque de survenue de la maladie de 31% vs 15% pour les sujets du groupe contrôle.

Enfin, une étude sur un groupe de près de 20 000 sujets suivis pendant près de 20 ans, le risque de faire un accident coronarien était multiplié par 1.75 chez les hommes et par 1.83 chez les femmes dont un des parents directs avait fait un infarctus.

Des examens complémentaires

Pour préciser le diagnostic de la maladie vasculaire, le médecin peut prescrire des examens :
- L'électrocardiogramme : est l'enregistrement sur papier de l'activité électrique du cœur. Cette activité est captée par des électrodes placées à la surface du corps, sur la peau. Le tracé est enregistré sur un papier millimétré et quadrillé. Il permet notamment de calculer le nombre de battements du cœur par minute.
- La coronographie : permet de visualiser les artères coronaires, artères nourricières du cœur. Sous anesthésie locale, on introduit un tuyau dans l'artère au pli de l'aine ou au niveau de l'artère radiale au poignet. Cela permet de faire passer une sonde que l'on pousse dans l'artère du membre jusqu'à l'aorte, au niveau du point de départ des artères coronaires. On injecte ensuite un produit de contraste dans les coronaires droites puis gauches.
L'examen des coronaires terminé, on passe à l'analyse des mouvements du myocarde.

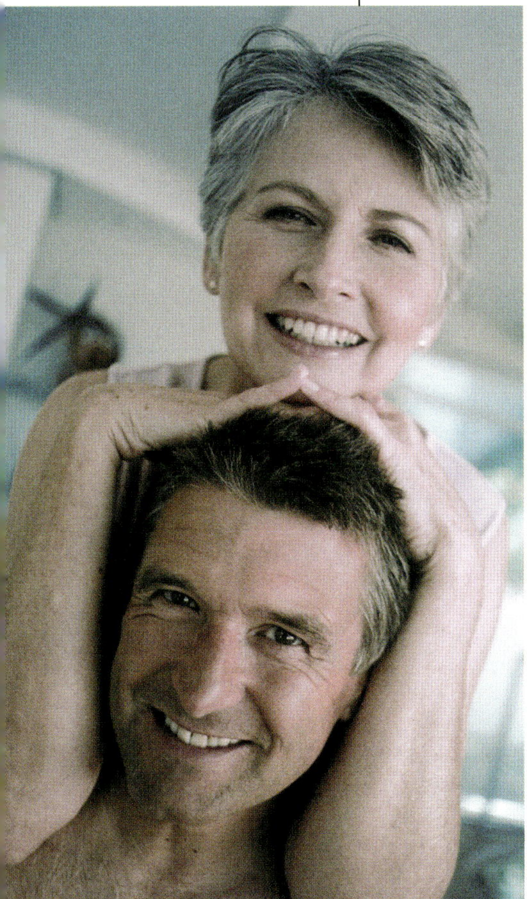

Une maladie de vieux ?

La moitié des hypertendus ont plus de 50 ans, l'autre moitié est donc jeune !

Si les artères ont une tendance naturelle à se durcir avec le temps, ne dit on pas « avoir l'âge de ses artères » ?, la maladie hypertensive ne se résume pas à une maladie du vieillissement.

D'après l'étude réalisée entre 1997 et 2000 par la Société Française d'HTA, la prévalence de l'hypertension artérielle est de :

- 11.8 % chez les hommes de moins de 30 ans.
- 17.4 % pour la tranche des 30-39 ans.
- 34.6% pour les 40-49 ans.
- 50.2 % pour les sujets âgés de plus de 50 ans.

La même progression existe chez les femmes avec des valeurs inférieures.

L'essentiel du facteur âge ne réside pas dans ces chiffres mais par le fait que l'hypertension du sujet âgé est particulière. En effet l'hypertension artérielle systolique isolée constitue la forme d'HTA la plus courante du sujet âgé de plus de 65 ans. Elle est définie par une pression artérielle systolique supérieure à 140 mmHg et une pression diastolique inférieure à 90 mmHg.

Cet écart entre chiffe maximal et minimal est un des critères déterminant du risque cardiovasculaire.

L'autre fait marquant est que l'augmentation de la pression artérielle chez les sujets âgés a longtemps été négligée.
Pour certains, elle apparaissait nécessaire au maintien d'une bonne irrigation des tissus face à la rigidité et au vieillissement des artères.
Or, l'ensemble des études dont on dispose aujourd'hui montre l'intérêt de faire baisser les chiffres tensionnels même chez les sujets âgés.
Le traitement de l'hypertension du sujet âgé diminue le risque cardiovasculaire mais également celui de démence (Étude SYST-Eur).

Chez l'enfant aussi

L'hypertension artérielle est rare chez l'enfant mais elle existe. Son diagnostic doit être fait rapidement et la prise de la tension fait partie de l'examen systématique de tout enfant.
Les signes sont souvent peu évocateurs et parfois graves : douleurs abdominales, céphalées voire convulsions et coma.
Dans la grande majorité des cas cette hypertension est secondaire et la cause doit être à tout prix diagnostiquée.
On recherchera en particulier une maladie des reins ou d'un rein, une malformation de l'aorte ou une cause endocrinienne.
Chez l'adolescent, la recherche d'autres facteurs associés est aujourd'hui d'actualité comme un tabagisme ou une addiction à une drogue.

Les hommes en tête

On estime à 7 millions le nombre d'hypertendus en France dont 30 % seulement seraient normalisés. Les hommes étant plus concernés que les femmes.

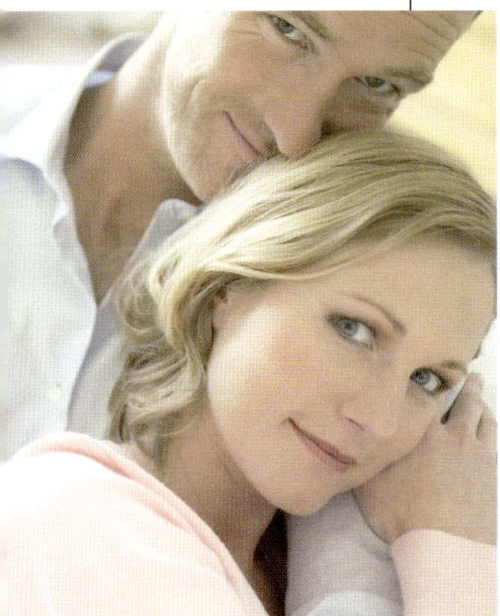

Sur 30 000 salariés suivis par le groupe d'épidémiologie de la Société Française d'Hypertension, 14.7 % des hommes contre 9.2 % des femmes présentent des chiffres supérieurs à 160/95, et 27.02 % des hommes contre 14.7 % des femmes des chiffres supérieurs à 140/90.
Une nouvelle prise de la tension artérielle a été effectuée 1 mois plus tard.
Les chiffres ont baissé en moyenne de 6.7 mmHg pour la systolique et de 5.8 mmHg pour la diastolique mais plus chez les femmes que chez les hommes.

Précautions au féminin

Certaines précautions doivent être prises lors d'une contraception orale ou d'une grossesse, et la découverte d'une hypertension chez une femme prenant une contraception orale doit faire interrompre le traitement.
En revanche, il n'y a pas de contre-indication au traitement hormonal substitutif pour les femmes hypertendues ménopausées.
Les oestrogènes n'augmentent pas la plupart du temps la pression artérielle et permettent de prolonger la protection hormonale naturelle contre le risque cardiovasculaire. Il est simplement conseillé de surveiller chez elles un peu plus souvent la tension artérielle.

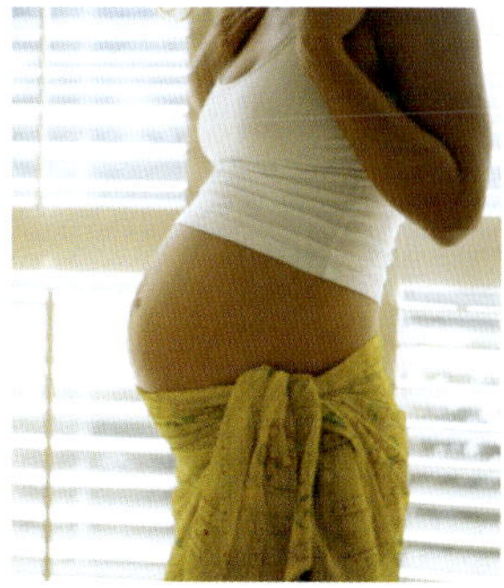

Un cas : la femme enceinte

La prise régulière de la tension fait partie de la surveillance de toute grossesse.
On considère que 10 % des femmes présentent au cours de leur grossesse des chiffres de pression artérielle supérieurs à 140/90.
Pour la moitié d'entre elles il s'agit d'une hypertension artérielle essentielle soit pré-existante à la grossesse, soit qui se révèle au cours de celle-ci.
Un type particulier d'hypertension peut survenir au cours de la grossesse : la toxémie gravidique.
La toxémie gravidique est une complication rénale qui survient au cours du dernier trimestre de la grossesse et qui associe une hypertension, une hyper protéinurie et des oedèmes avec prise de poids.
Elle est plus fréquente lors des premières grossesses et des grossesses gémellaires.
Une attention toute particulière est accordée à cette hypertension car les conséquences peuvent être gravissimes pour la mère et l'enfant.

Moins d'espérance de vie

Réf : étude de « Metropolitan Life Insurance »

AGE	Pression artérielle	Réduction de l'espérance de vie (en années)	
		HOMMES	FEMMES
35 ans	130/90	4	
	140/95	9	
	150/100	16.5	
45 ans	130/90	3	1.5
	140/95	6	5
	150/100	11.5	8.5
55 ans	130/90	1	0.5
	140/95	4	3
	150/100	6	4

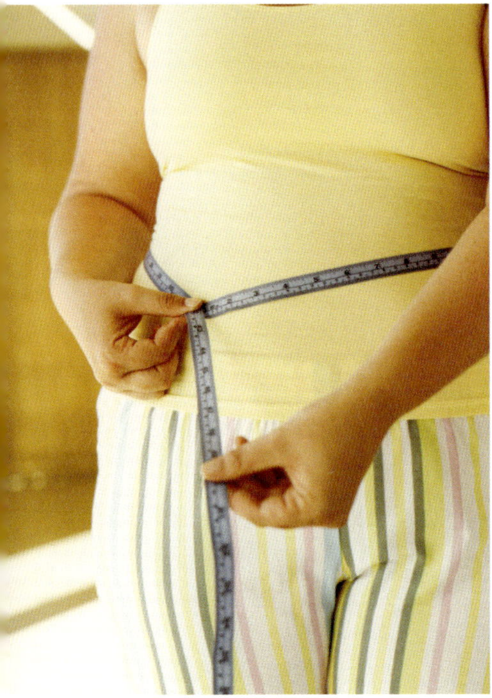

Le verdict de la balance

La surcharge pondérale et plus encore l'obésité sont des facteurs reconnus du risque cardiovasculaire.

Chez les sujets présentant une surcharge pondérale, une augmentation du poids de 10 kg augmente les chiffres de la pression artérielle de 2 à 3 mmHg.
En revanche, une perte de poids de 1 kg diminue de 1 mmHg la pression systolique et la pression diastolique. La perte de 4.5 kg s'accompagne d'une baisse significative de respectivement 3.7 et 2.7 mmHg des chiffres de la pression artérielle.
(Arch.Mal.Coeur 2000, étude TOHPII)

Or, il ne fait de doute pour personne que la prévalence de l'obésité augmente dans nos pays industrialisés, touchant en particulier des enfants de plus en plus jeunes.
Chez les 5 à 10 ans cette surcharge pondérale s'accompagne dans 60 % des cas d'un autre facteur de risque cardiovasculaire et dans 25 % des cas de deux facteurs dont l'hypertension artérielle, une hypercholestérolémie ou une hyper insulinémie.

Obésité et HTA, sont liés

On retrouve 3 fois plus d'hypertendus chez les obèses que chez les sujets présentant un poids normal et on estime que 30 à 40 % des obèses ont une hypertension artérielle.
Les mécanismes par lesquels le poids influence la pression artérielle sont complexes et multiples.
Les sujets qui présentent un surpoids ont un débit cardiaque augmenté, une aug-

mentation du volume sanguin et des artères plus rigides.
Le responsable majeur de ces modifications est une sécrétion élevée d'insuline en réaction à des taux de sucre très souvent élevés dans le sang.
Cette insuline en excès entraîne un épaississement des vaisseaux, augmente le débit cardiaque et favorise la réabsorption du sel et de l'eau par le rein.

Les découvertes récentes sur le rôle des cellules graisseuses (adipocytes) de la ceinture abdominale, éclairent d'un jour tout à fait nouveau le problème de la surcharge pondérale et de l'obésité. Contrairement à ce que l'on pensait, les cellules graisseuses du pourtour abdominal (la fameuse bouée...) ne sont pas simplement des réserves de graisses. Ces adipocytes sont des cellules très actives recevant et envoyant des signaux hormonaux au système nerveux central. Ces messages ne sont pas malheureusement toujours appropriés. Du fait du traitement erroné de certaines informations, elles jouent un rôle primordial dans la dysrégulation de nombreux mécanismes, en particulier de la satiété et de l'insuline. La mise en évidence du rôle majeur des adipocytes de la ceinture abdominale, est à l'origine du concept de « syndrome métabolique ».

Un critère du syndrome métabolique

La définition du syndrome métabolique (J.Am.Coll.Cardiol.2003) repose sur la présence d'au moins 3 critères parmi les critères suivants :
- Surcharge pondérale (IMC supérieur à 30) et/ou obésité abdominale (tour de taille supérieur à 102 cm chez l'homme et 88 chez la femme).
- Hypertension artérielle supérieure à 130/85.
- Elévation des triglycérides au dessus de 1.50 gr/l.
- Baisse du bon cholestérol. Hdl en dessous de 0.40 gr/l chez l'homme et 0.50 chez la femme et mauvais cholestérol (LdL) normal ou peu élevé.
- Glycémie supérieure à 1.10 gr/l.

Rappelons que le syndrome métabolique est un facteur du risque cardiovasculaire : il serait un état précurseur du diabète et des maladies cardiovasculaires.

Chasse au cholestérol

Son excès associé à une hypertension artérielle augmente les risques d'accidents cardiovasculaires.

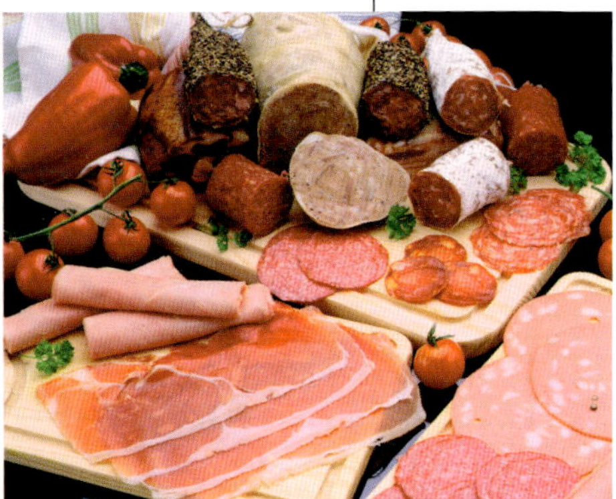

Un homme âgé de 60 ans, hypertendu avec une pression artérielle systolique de 164 mmHg, non fumeur, ayant un cholestérol total de 2.5 gr/l, présente selon les études de Framingham, un risque cardiovasculaire absolu compris entre 20 et 40 %.

Cela signifie que sur une population de 100 patients dans la même situation, 20 à 40 d'entre eux présenteront une complication cardiovasculaire dans les 10 ans qui suivent.

Si l'on abaisse chez ce patient sa pression artérielle, à 138 mmHg, le risque reste pratiquement inchangé. En revanche si l'on abaisse conjointement son cholestérol à 2 gr/l, le risque est diminué par deux.

Cumul de facteurs de risques

Cette histoire est exemplaire du rôle majeur des autres facteurs souvent associés à l'hypertension artérielle, aux premiers rangs desquels, un taux élevé de cholestérol, un tabagisme, un diabète et l'hérédité cardiovasculaire.

Comptez vos facteurs de risques associés :

- **Votre âge** : homme supérieur à 45 ans, femmes supérieur à 55 ans.
- **Sexe masculin**.

- **Votre hérédité** de maladie coronarienne, (infarctus du myocarde ou mort subite avant 55 ans chez le père ou 65 ans chez la mère ou autre localisation de l'athérome).
- **Le tabagisme.**
- Votre taux de **LDL cholestérol** supérieur à 1.60 gr/l.
- Votre taux de **HDL cholestérol** inférieur à 0.35 gr/l.
- **Un diabète**.

Encore le cholestérol !

Si taux élevé de cholestérol et hypertension ne sont pas directement liés, il est très fréquent qu'une personne souffrant d'HTA présente aussi une dyslipidémie (terme générique qui englobe toutes les anomalies des graisses, bon et mauvais cholestérol, triglycérides…).
Dans une étude menée sur 7814 sujets âgés de 35 à 74 ans (Perreault), sans pathologie cardiovasculaire, le rapport cholestérol total sur HDL cholestérol (bon cholestérol) est plus élevé pour les deux sexes chez les hypertendus que chez les sujets non hypertendus.

Indirectement donc, l'hypercholestérolémie est au cœur de la maladie athéromateuse (dépôt d'athéromes sur la paroi des artères) et concourt ainsi à l'hypertension artérielle en modifiant la structure et la fonction des parois artérielles.
Plus récemment, on a découvert que la formation de la plaque d'athérome était due non seulement au mauvais cholestérol (le LDL cholestérol), mais plus précisément encore au LDL oxydé.
Ces découvertes ont mis sous les feux de l'actualité les troubles liés à la mauvaise régulation des phénomènes d'oxydation que l'on résume sous le terme de « stress oxydatif ».

Le stress oxydatif

Dans la formule « stress oxydatif » le mot « stress » n'a pas la même signification que le stress habituel, que l'on appelle « stress psychosocial ou pyscho-socio-professionnel ».

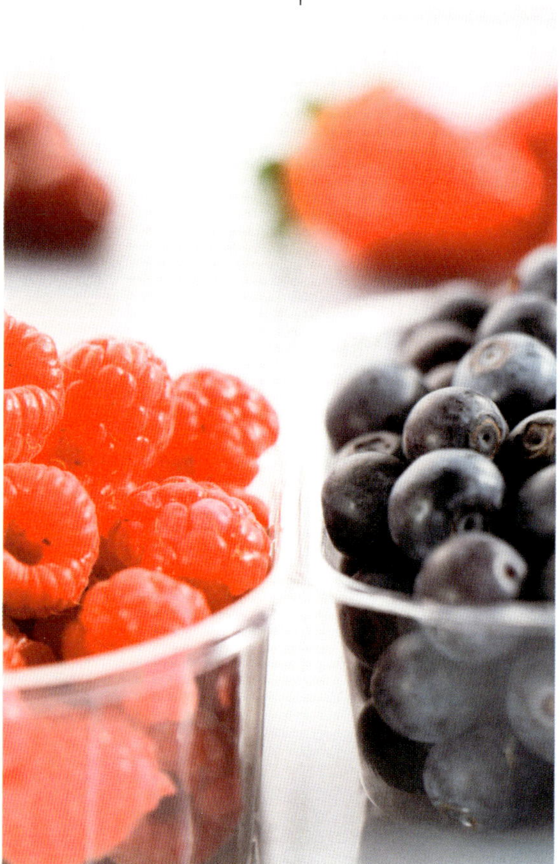

Il s'agit d'un stress biologique c'est-à-dire l'atteinte des constituants biologiques de notre organisme par un phénomène anormal d'oxydation.
Cette oxydation (qui aboutit à la dénaturation des protéines, des lipides, des sucres et même de l'ADN de nos cellules), provient de l'oxygène que nous respirons pour vivre.
La quasi-totalité de l'oxygène que nous respirons participe à la production de l'énergie dont nous avons besoin quotidiennement.
Cet oxygène libère lors de son métabolisme dans nos cellules des molécules intermédiaires très toxiques que l'on appelle dérivés actifs de l'oxygène, les premiers radicaux libres de l'organisme.
Ces premiers radicaux libres vont « oxyder » des molécules voisines qui deviennent à leur tour des radicaux libres.

Débutent ainsi des réactions en chaîne, potentiellement dévastatrices qui altèrent jusqu'à leur destruction nos membranes cellulaires riches en lipides facilement oxydables, et nos cellules, à moins que n'interviennent à temps l'antioxydant approprié qui stoppera la réaction. Les antioxydants sont donc en quelque sorte les antidotes à la toxicité de l'oxygène, sans eux la vie telle que nous la connaissons serait tout simplement impossible.
On définit le stress oxydatif comme le déséquilibre de la balance entre la production de radicaux libres par l'organisme et nos défenses antioxydantes.
Ce déséquilibre expose de façon plus ou moins intense, plus ou moins prolongée, ou répétée notre organisme aux effets désastreux de ces molécules toxiques non contrôlées par des défenses antioxydantes insuffisantes. Inéluctablement, cette exposition se traduira par un risque plus élevé de développer des maladies parmi lesquelles les maladies neurodégénératives, les cancers et les maladies cardiovasculaires.
En dehors de son implication avec un grand nombre de pathologies, le stress oxydatif est reconnu aujourd'hui comme l'une des causes de notre vieillissement.

S'il n'existe pas de lien direct entre stress oxydatif et hypertension artérielle, de nombreuses études ont apporté la preuve de l'importance de ces phénomènes d'oxydation de façon plus globale dans les maladies cardiovasculaires.
C'est la raison pour laquelle il est systématiquement recommandé dans toute stratégie de prévention cardiovasculaire d'enrichir son alimentation en fruits et légumes riches en antioxydants.

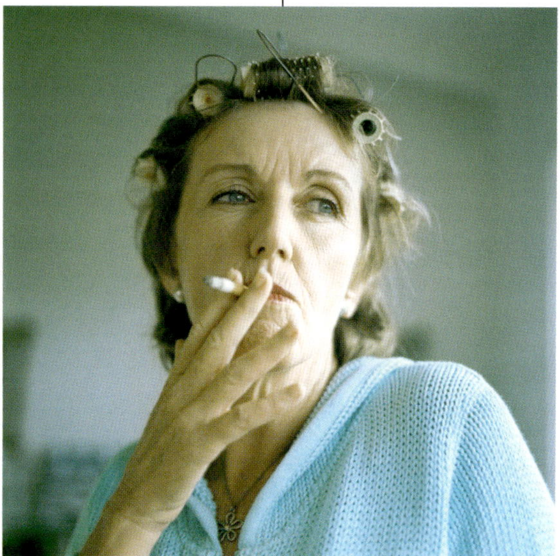

Arrêtez de fumer

Le tabac est mauvais pour la santé… et en outre pour notre système cardiovasculaire.

Largement responsable dans la survenue des cancers et en particulier du poumon, le tabagisme est un des facteurs du risque cardiovasculaire.
Le tabagisme augmente le rythme cardiaque et la pression artérielle. Il augmente les résistances artérielles périphériques en stimulant le système sympathique.
Il peut être responsable d'une constriction aigué des artères, voire de spasmes au niveau des coronaires. De plus, il augmente le cholestérol total et diminue le bon cholestérol, augmente l'hématocrite (c'est-à-dire la viscosité sanguine), active les plaquettes (augmentant le risque d'athérome), et augmente la dysfonction de l'endothélium des vaisseaux.
Les études scientifiques dont les résultats ont été publiés en 1997, ont montré que l'oxyde de carbone, produit de la combustion du tabac était le grand responsable de cette redoutable toxicité.
L'hémoglobine, protéine du transport de l'oxygène vers nos organes, capte 200 fois plus facilement l'oxyde de carbone que l'oxygène.
De ce fait, prise d'assaut par l'oxyde de carbone, l'hé-

Les méfaits du tabac

Au cours du XXe siècle, le tabac a causé la mort d'au moins 100 millions de personnes. En France, il est la cause de 66 000 décés par an. Un fumeur sur deux meurt prématurément du fait du tabac. Il est la cause de 25 % des maladies cardiovasculaires.

moglobine n'amène plus assez d'oxygène aux cellules, en particulier à celles du muscle cardiaque, qui « sous oxygéné » n'assure plus correctement son rôle de pompe. L'insuffisance d'apport en oxygène au cœur s'appelle l'ischémie myocardique. Elle précède l'infarctus du myocarde.

Et le tabagisme passif ?

Les toutes récentes prises de position des pouvoirs publics sur l'interdiction de fumer dans les lieux publics s'inspirent largement des études qui ont prouvé le lien entre tabagisme passif et risque cardiaque.

Une étude qui a concerné plus de 350 000 femmes et plus de 125 000 hommes non fumeurs, a révélé un accroissement de 22 % de la mortalité coronaire chez les couples dont les époux fumaient… et pour une autre, que le risque de décès d'origine coronaire augmentait de 20 % chez les non fumeuses mariées à des fumeurs. *(ACS-CPS II, Circulation 1996).*

Le tabagisme est aussi un facteur exemplaire et classique du stress oxydatif.

Chaque bouffée de cigarette produit plusieurs millions de radicaux libres.

Une fois dans l'organisme, ces radicaux libres vont « oxyder » nos lipides (notamment le mauvais cholestérol), nos protéines, l'ADN de nos cellules et nos membranes cellulaires.

L'ensemble de ces agressions contribue comme nous l'avons vu plus haut à de nombreuses maladies, des maladies cardiovasculaires aux cancers en passant par les maladies neurodégénératives ou tout simplement à un vieillissement prématuré..

Nicotine et dépendance

Les spécialistes classent la nicotine devant l'alcool, la cocaïne et l'héroïne en ce qui concerne la gravité de la dépendance.

Des preuves de cette dépendance sont données par le fait que 70 % des patients ayant fait un infarctus du myocarde, 50 % des opérés du cancer du poumon refument. Plus d'un tiers des médecins pourtant avertis des risques fument autant que la population générale.

UNE ALIMENTATION CIBLÉE

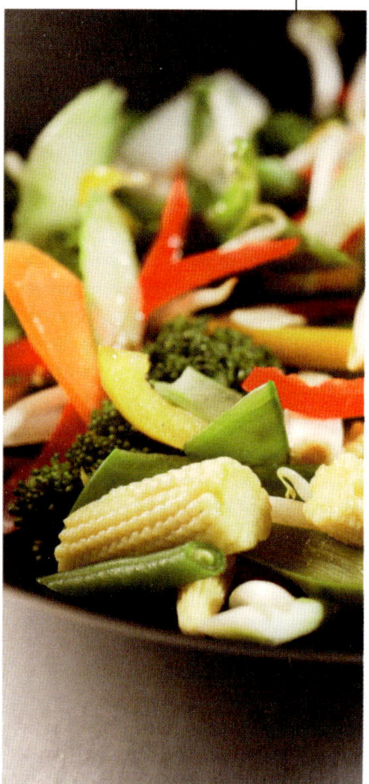

« Bien se nourrir » inaugure sans aucun doute une nouvelle philosophie de la prise en charge de notre santé.

Cette règle qui alimente (sans jeu de mots) la presse « santé » et les média, s'applique aussi à l'hypertension artérielle et plus encore à la prévention cardiovasculaire, qui on l'aura compris est en permanence en filigrane du traitement des grands facteurs de risque cardiovasculaire.
Ainsi, les mesures diététiques de l'hypertension artérielle, à part quelques spécificités que nous détaillerons plus loin, s'inspirent largement de celles dictées par le souci de préserver son cœur, ses artères, voire sa santé…
Ne pas prendre de poids, surveiller son périmètre abdominal, éviter les graisses, la consommation excessive d'alcool, préférer les aliments à index glycémique bas plutôt qu'élevés (sucres lents plutôt que sucres rapides), et enrichir son alimentation de fruits et de légumes, sont des mesures aujourd'hui classiques qui tiennent plus du bon sens que du conseil médical hyper pointu….

Mais comment s'y retrouver dans toutes les informations que l'on reçoit aujourd'hui ?
Nous connaissons les ennemis qui viennent de notre assiette et qui entraînent une hypertension artérielle ce sont :

- Les mauvaises graisses
- L'abus de sucre
- L'abus de sel

Les aliments à IG élevé

L'indice glycémique rend compte de la capacité d'un aliment à élever plus ou moins notre sucre sanguin. Pour diminuer les risques de diabète et contrôler son poids de nombreuses études ont montré qu'il faut privilégier les aliments à indice glycémique bas.

Bonnes et mauvaises graisses

Les graisses ne sont pas toutes mauvaises. Elles sont même indispensables au bon fonctionnement de notre organisme.
Les acides gras saturés ont la mauvaise idée d'augmenter le mauvais cholestérol. Ils proviennent surtout des produits animaux comme la viande, la charcuterie, le beurre etc.
Les acides gras insaturés sont favorables à notre santé cardiovasculaire. Ces acides gras sont dits essentiels. Ce sont les Oméga-6 et les Oméga-3 .
On trouve les Oméga-6 dans l'huile d'olive par exemple, et les Oméga-3 dans les graines de lin et l'huile de colza.

Le sel

Aujourd'hui, notre alimentation nous apporte 10 g de sodium et 2 g de potassium. Ce déséquilibre sodium/potassium est notamment à l'origine de l'hypertension artérielle. La solution ? Pédale douce sur les charcuteries, plats préparés et inversement, fruits et légumes à volonté, en gardant toujours une main légère sur la salière.

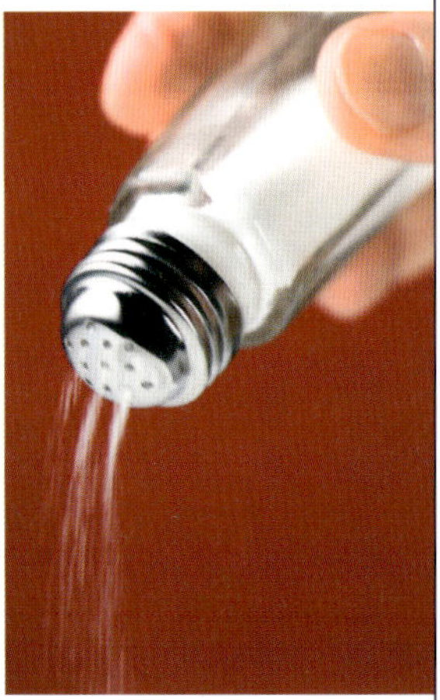

Mollo sur la salière !

Le rôle néfaste du sel a toujours été incriminé dans l'hypertension artérielle. Mais les choses ne sont pas aussi simples.

De tous les avis, nous mangeons trop de sel (ou chlorure de sodium) en France. Nous en consommons en moyenne 10 à 12 grammes par jour, voire 15 grammes chez les gros mangeurs. Des chiffres bien trop élevés par rapport aux recommandations de la communauté scientifique qui conseille des apports journaliers n'excédant pas 7 à 8 grammes. Toutefois, il est difficile d'imposer une réduction de sel à tout le monde et surtout inutile car différentes études dont la plus connue « Intersalt », ont montré que tous les individus consommant des grandes quantités de sel ne deviennent pas nécessairement hypertendus.

Une sensibilité individuelle

L'implication du sel dans la survenue d'une hypertension dépend de la sensibilité de chacun au sel. Certaines prédispositions génétiques expliqueraient les différences de sensibilité au sel des hypertendus, mais à l'heure actuelle, il est impossible de savoir parmi eux ceux pour qui la restriction sodée est réellement efficace.

C'est la raison pour laquelle, il est légitimement conseillé à tous les hypertendus de limiter leurs apports à 6 g de sel par jour.

Cette mesure se révèle d'ailleurs efficace puisque 30 % des hypertendus baissent leur pression artérielle lorsqu'ils diminuent leurs apports sodés. Les études TOHP I et DASH-Sodium portant au total sur près de 2500 patients hypertendus, confirment que toute réduction d'apports sodés diminue la pression artérielle.

Moins de sel au quotidien

Pour limiter votre consommation de sel, adoptez les bons réflexes :

- Préparez vos repas avec des produits frais. Plats cuisinés, surgelés et en conserve en contiennent souvent beaucoup.
- Rincez les légumes en conserve.
- Evitez d'associer au même repas plusieurs aliments à forte teneur en sel comme le saumon fumé, le pain, le chili con carne en conserve et du fromage persillé.
- Goûtez vos plats avant de les resaler.
- Relevez vos plats avec les épices et les herbes aromatiques.
- Evitez les fromages fondus, aillés ou bleus, trop salés.
- Cuisinez à l'étouffée, en cocotte ou en papillote. Les cuissons lentes exhalent les arômes des aliments.
- Lisez les étiquettes. Vous pouvez y lire la quantité de sel en grammes sous forme de chlorure de sodium ou en milligrammes sous forme de sodium. Sachez qu'un gramme de sel équivaut à 400 mg de sodium. Autrement dit 6 g de sel (chlorure de sodium) par jour équivaut à 2 400 mg de sodium.

Faites vos comptes

Aliments	**Sodium en mg/100 gr d'aliment**
Bouillon cube	10 000
Olives noires (saumure)	3 288
Jambon fumé	2 530
Crevettes	1 600
Eaux minérales (Vichy Célestin et Saint Yorre)	1 172 à 1 600
Hareng fumé	1 030
Biscuits salés	1 000
Fromages	400 à 1 139
Saucisson et salami	980 à 1 260
Saucisse de Francfort	778
Choucroute cuite	747
Saumon fumé	648
Saucisse à griller	520
Sardines	505 à 760
Pain	500 à 650
Conserves	300 à 400
Crabe	366
Lait concentré	148

Les sels minéraux

La consommation quotidienne de certains sels minéraux pourrait diminuer la pression artérielle.

Le potassium

Une méta analyse regroupant les résultats de 33 essais randomisés (Whelton), et une étude menée en Chine (Gu) ont montré qu'une supplémentation en potassium de 60 à 75 mml/jour abaissait significativement la pression artérielle. De ce fait, seule une alimentation riche en potassium reste conseillée, les aliments apportant du potassium sont entre autres les légumes secs, les oléagineux, les champignons, les pommes de terre, le fenouil, les fines herbes, les endives, les épinards, les fruits rouges et les poissons. Vous pouvez aussi le trouver dans le faux sel présent sous différentes marques en pharmacie ou dans les magasins de produits diététiques. Ce sel « sans sel » est composé de chlorure de potassium et non de chlorure de sodium. Potensiumsel®

Au menu...

Aliments	Quantité de potassium/ 100 mg d'aliment
Pois, lentilles	900 à 1 500
Abricots, figues, raisin dattes	700 à 1 600
Amandes, noix, noisettes	540 à 1 020
Poisson	380 à 510
Champignons, pommes de terre, épinards, endives	500
Banane, cassis	380
Veau, volailles	300 à 350
Légumes verts frais	100 à 300

Le calcium

Le rôle du calcium dans le maintien d'une bonne santé des os est bien connu.
Des expérimentations animales ont mis en évidence un lien significatif entre un régime riche en calcium et une baisse de la pression artérielle.
On connaît mal les mécanismes de cette action même si les effets bénéfiques du calcium sur l'intégrité des parois cellulaires, sur la coagulation sanguine et l'activité neuromusculaire sont largement établis.
On privilégiera les aliments riches en calcium mais aussi pauvres en sodium, comme le lait entier, écrémé ou demi écrémé, les fruits frais, les oléagineux non salés, les légumes verts et les légumes secs. Certaines eaux minérales sont aussi particulièrement riches en calcium.
Pour couvrir vos besoins en calcium, mangez au moins un produit qui en est riche aux trois principaux repas et un autre au goûter.

Du calcium et peu de sodium

Aliments	
Lait et dérivés	Lait entier liquide, demi écrémé ou écrémé Yaourt, petit suisse et fromage
Fruits	Tous les fruits frais Fruits oléagineux non salés : amandes, noix, noisettes Fruits secs : figue, dattes, bananes
Légumes	Légumes verts : chou, brocolis, épinard Légumes secs : lentilles, haricots blancs, pois chiche
Eaux minérales	Vittel, Hépar, Contrexéville, Perrier, Vittel Grande Source

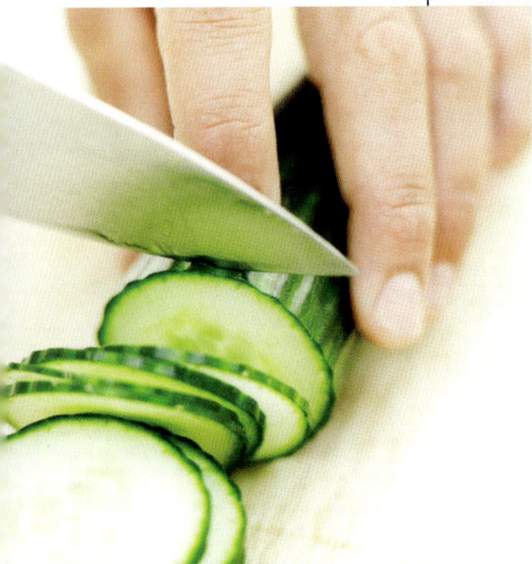

Les meilleurs fruits et légumes

Riches en fibres anti-cholestérol et en antioxydants protecteurs vasculaires, ils sont à mettre à tous les menus.

Au-delà du consensus maintenant bien établi et largement répandu dans la presse, du bien fondé d'une alimentation riche d'au moins 5 portions de fruits et de légumes par jour, le suivi dans l'étude DASH de 459 patients présentant une hypertension légère, a apporté la preuve que les fruits et les légumes faisaient baisser les chiffres de la pression artérielle.

Des actions ciblées

Selon leur composition, les fruits agissent de façon plus ciblée sur notre système cardio-vasculaire :

Gare à la réglisse...

Certains hypertendus, notamment jeunes, ne se révèlent après un simple interrogatoire, que de simples grands amateurs de réglisse....
En effet, la réglisse ou « glycyrrhizine » est hypertensiogène. En dehors de l'antique bâton de réglisse à mâcher, la réglisse se cache dans de nombreuses pâtisseries ou certaines préparations culinaires et dans les boissons non alcoolisées comme le pastis sans alcool.
Le simple arrêt de ces produits règle le problème. Il faut donc y penser devant toute élévation des chiffres de la pression artérielle.

- Les rouges : la tomate, le pamplemousse rouge ou la pastèque, riches en lycopène sont très actifs contre les radicaux libres.
- Les rouge bleuté : le raisin noir, les framboises, les figues violettes, les prunes et les pommes rouges améliorent la fluidité du sang.
- Les jaunes : les oranges, l'ananas, les mandarines ou les pêches participent à la prévention des maladies cardio-vasculaires.

D'autres bons amis

Sans que nous ne disposions d'explications claires à leur sujet, certains aliments ont la réputation d'être bénéfiques pour les patients hypertendus, comme le céleri, le raisin rouge et les aliments riches en magnésium (dans les chocolat, les légumes secs, les fruits de mer, les amandes, les noisettes et les céréales complètes).

Il est probable que pour beaucoup d'entre eux, leur activité antioxydante soit une réponse à ces interrogations.

Par ailleurs, lorsque l'hypertension est associée à un excès de cholestérol, on peut privilégier une alimentation riche en fibres que l'on trouve dans les légumes, notamment les choux, les poireaux, les épinards et les aubergines au fort pouvoir d'absorption de graisses. Pensez aussi au son d'avoine : 10 à 15 g par jour pourrait faire baisser de 5 % un taux de cholestérol excessif.

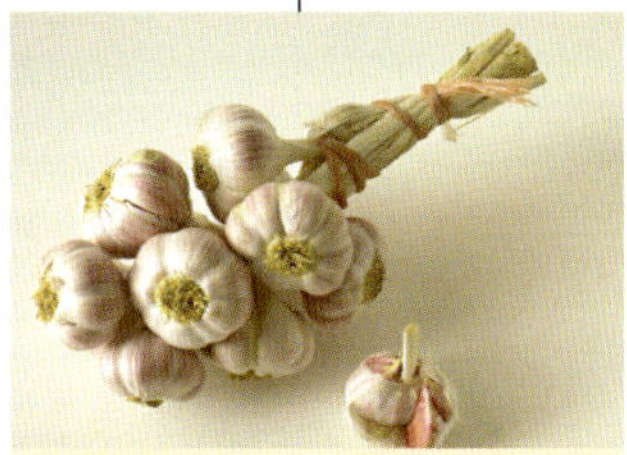

L'ail contre l'hypertension modérée

Connu depuis l'Antiquité pour améliorer la circulation, l'ail (*Allium Sativum*) a aussi des propriétés hypotensives liées à son action sur les artérioles et la contractilité cardiaque.

Il favoriserait une vasodilatation des artères coronaires et, à ce titre, est proposé comme adjuvant aux patients souffrant d'insuffisance coronarienne.

De nombreuses études montrent que l'ail utilisé soit frais, soit séché, soit en extrait standardisé avec 1.3 % d'allicine permet de réduire le taux de graisse dans le sang, diminue l'hypertension modérée et permet de prévenir l'artériosclérose.

Un verre de rouge ?

A dose modérée, il pourrait être bénéfique sur le système cardiovasculaire... A condition de choisir le bon.

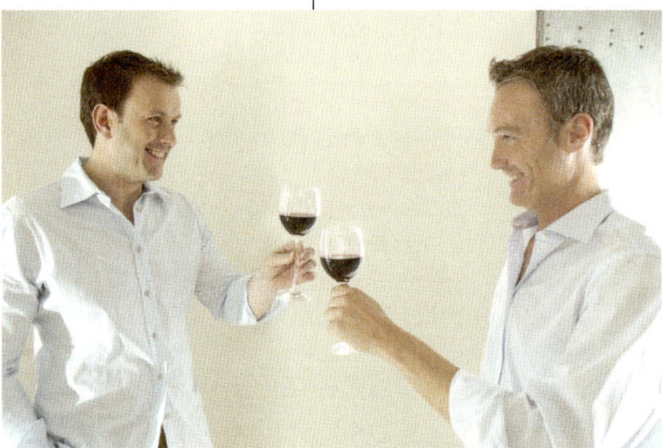

On aura tout dit et son contraire, aussi bien sur les vertus bénéfiques que sur les conséquences désastreuses de la consommation d'alccol, ce d'autant dans un pays dont la richesse et la variété du vignoble sont une fierté nationale.
Le débat est passionné et passionnel entre les adeptes du zéro alcool et les défenseurs plus que convaincu du verre de whisky qui nettoie les artères...

Un excès toxique

Il ne fait pas de doute que l'excès d'alccol favorise l'hypertension artérielle.
La consommation chronique excessive d'alcool élève la pression artérielle systolique comme la diastolique et ce, parallèlement à la dose ingérée, sans que l'on sache précisément pourquoi.
Tout comme l'excès d'alcool augmente le risque d'accident vasculaire cérébral ischémique. Une étude publiée dans la revue « Circulation » en 2001, montre par exemple que chez les sujets jeunes, la consommation exagérée d'alcool augmente de façon importante et parallèle

à la dose, le risque d'accident vasculaire cérébral.
De plus, l'alcool détruit les cellules du myocarde, le muscle cardiaque, entraînant des myocardiopathies redoutables.

Plutôt du rouge

Mais…la consommation modérée d'alcool réduit le risque cardiovasculaire.
De nombreuses études (Camargo, Muntwyler, Corrao, Castenuovo, Mukamal, Reynolds, et MONICA…), ont montré qu'une consommation de 1 à 2 verres par jour diminuait le risque d'angine de poitrine et d'infarctus du myocarde, ou de maladies cardiovasculaires jusqu'à des chiffres de 30 à 40 %.
L'étude de Reynolds montre même, que la consommation modérée d'alcool diminue le risque d'accident vasculaire cérébral par rapport à l'abstinence.
En revanche les chiffres s'inversent dés que la consommation augmente.
Quant au paradoxe français, qui vante les mérites du vin rouge tannique, certaines études américaines n'ont pas retrouvé de différence en fonction du type d'alcool consommé. Pourtant, il reste légitime de penser que la richesse des tanins en polyphénols, aux propriétés antioxydantes incontestables, doit faire préférer à dose d'alcool égale les vins rouges les plus tanniques. La bonne dose serait un maximum de 3 verres de vin par jour pour les hommes et un verre et demi pour les femmes. Evitez les boissons anisées alcoolisées. Rafraîchissantes en été, elles se boivent sans compter. Mais attention, elles augmentent de façon importante le taux de triglycérides dans le sang.

La grande famille des polyphénols

On dénombre 4 000 à 5000 polyphénols différents dans notre alimentation. Cette grande famille a été divisée en 4 groupes :
- Les phénols simples et acides phénoliques (présents dans les vins mais aussi le thé, le café, les agrumes les céréales complètes…)
- Les flavonoïdes (présents dans un très grand nombre de fruits et légumes, le vin et les céréales complètes).
- Les stilbènes et lignanes (trouvés dans le raisin rouge, les vins, les baies rouges, l'ail, les prunes…)
- Les polymères phénoliques variés (retrouvés dans les vins et les thés).

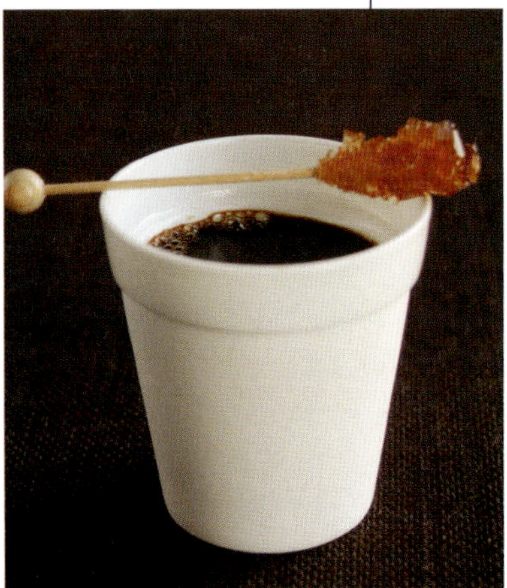

Le petit noir, à petite dose !

Pour limiter la production d'adrénaline stimulante, contrôlez votre consommation de caféine.

Sans le traditionnel morceau de sucre, une tasse de café n'apporte pas de calorie.
Une consommation même un peu élevée de café n'a donc pas d'influence sur la balance...
Le vrai problème du café est sa teneur naturelle en caféine.

Attention à la dépendance

Découverte au début du XIXème siècle, la caféine n'est pas l'apanage du café, on la retrouve dans de nombreux produits comme le chocolat et certains sodas.
Egalement, la théine du thé qui n'est rien d'autre que de la caféine. La différence vient de la présence dans le thé de tannins en quantité importante qui ralentissent l'absorption de la caféine du thé.

Caféine ou Théine ?

La caféine a été découverte en 1820 par Runge, la théine en 1827 par Oudry.
Quelques années plus tard, on s'aperçut qu'il s'agissait en fait de la même molécule mais trop tard, les deux appellations étaient lancées. Par commodité, on parle de préférence de caféine dans le café et de théine dans le thé. On peut tout aussi bien employer le mot caféine pour le thé.

Une consommation élevée et chronique de café conduit à une véritable addiction :
- La caféine est en effet une substance « psychotrope » qui stimule certaines fonctions cognitives comme la vigilance. Elle augmente la libération d'adrénaline, « l'hormone » du système sympathique.
De ce fait, la caféine augmente le rythme cardiaque, la contractibilité du muscle cardiaque et la pression artérielle.
- Une prise équivalente à 10 tasses peut entraîner un syndrome d'intoxication aiguë avec confusion et arythmie. Et l'ingestion de 5 000 mg soit 50 tasses peut être mortelle (à savoir : une tasse de café contient environ 100 mg de caféine et contrairement à ce que l'on pense, « l'expresso » n'est pas plus riche en caféine qu'une tasse de café « filtre »).
- Un sevrage trop rapide peut provoquer des troubles sérieux, comme une poussée hypertensive sévère et des céphalées et une bradycardie.

La bonne dose

Une consommation excessive, vite atteinte en milieu professionnel où la pause à la machine café est une institution pluri quotidienne, n'est donc pas recommandée.
En revanche, l'équivalent de 2 à 3 tasses par jour, en bonne compagnie, stimulera juste ce qu'il faut de neurones, sans dommage sur les artères et le cœur.

L'effet relaxant du thé sur les artères

Les polyphénols du thé possèdent des propriétés vasorelaxantes.
Une étude réalisée à l'université de Boston pendant un mois chez les malades souffrant d'athérosclérose des coronaires a montré que la consommation de quatre tasses de thé noir par jour améliore d'une manière significative le fonctionnement des vaisseaux et des artères.

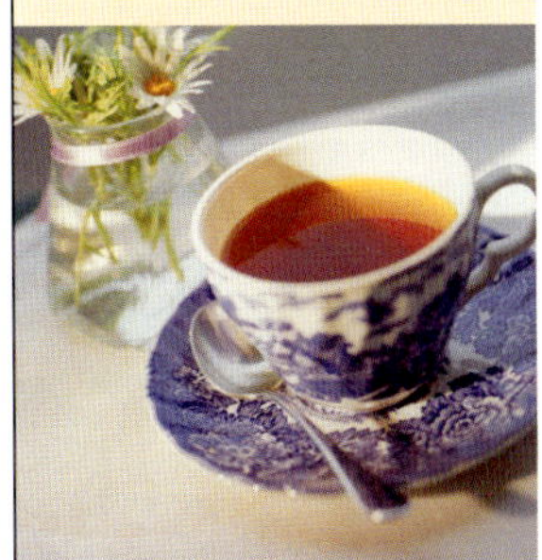

Le régime DASH

Des fruits et des légumes, des légumineuses, des noix, moins de matières grasses, de viandes et de sucre... Un régime à suivre.

En 1997, des scientifiques américains publiaient une grande étude dont l'objectif était de mesurer l'impact de l'alimentation sur l'hypertension artérielle, la « Dietary Approaches to Stop Hypertension », autrement dit l'étude DASH, qui donna son nom au régime du même nom.
Les résultats de cette étude qui firent grand bruit, confirmaient qu'une alimentation proche de l'alimentation « méditerranéenne », pouvait avoir un effet bénéfique sur les chiffres de la pression artérielle, mais aussi sur le bon et le mauvais cholestérol.
Ce régime favorise les fruits et les légumes, des apports limités en sel, les aliments riches en calcium, potassium et magnésium et la préférence aux acides gras polyinsaturés par rapport aux graisses saturées.

Portions recommandées par jour	Exemples de portion
Produits céréaliers 7 à 8	- 1 tranche de pain - 125 ml ou ½ tasse de céréales sèches - 125 ml ou ½ tasse de riz, ou pâtes alimentaires ou céréales
Légumes 4 à 5	- 250 ml de laitue ou autres feuillus - 125 ml ou ½ tasse de légumes - 200 ml ou ¾ tasse de jus de légumes
Fruits 4 à 5	- 1 fruit moyen - 125 ml ou ½ tasse de fruit frais congelés ou en conserve - 200 ml ou ¾ tasse de jus de fruits - 60 ml ou ¼ tasse de fruits séchés

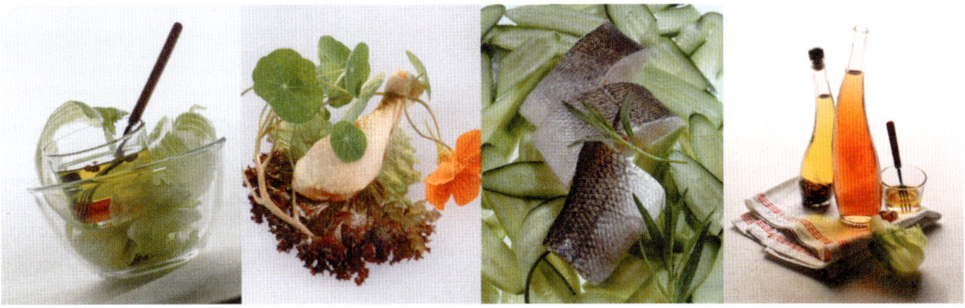

Produits laitiers pauvres en matières grasses 2 à 3	- 250 ml ou 1 tasse de lait écrémé ou 1% - 250 ml ou 1 tasse de yogourt écrémé - 50 gr ou 1 ½ onces de fromage partiellement écrémé ou écrémé
Viande, volaille, poisson 2 au moins	- 90 gr ou 3 onces de viandes maigres, volaille, poisson, ou fruits de mer
Matières grasses 2 à 3	- 5 ml ou 1 c. à thé d'huile ou margarine - 5 ml ou 1 c. à thé de mayonnaise ordinaire - 15 ml ou 1 c. à table de mayonnaise pauvre en graisse - 15 ml ou 1 c. à table de vinaigrette ordinaire - 30 ml ou 2 c. à table de vinaigrette hypocalorique
Légumineuses, noix et graines 4 à 5 par semaine	- 125 ml ou ¼ tasse de légumineuses cuites - 85 ml ou 1/3 tasse de noix - 30 ml ou 2 c. à table de graines de tournesol
Collations et sucreries 5 par semaine	- 1 fruit moyen - 250 ml ou 1 tasse de yogourt - 125 ml ou ½ tasse de yogourt congelé - 200 ml ou ¾ tasse de bretzels - 125 ml ou ½ tasse de gélatine aux fruits - 15 ml ou 1 c. à table de sirop d'érable, de sucre ou de confiture - 3 bonbons durs

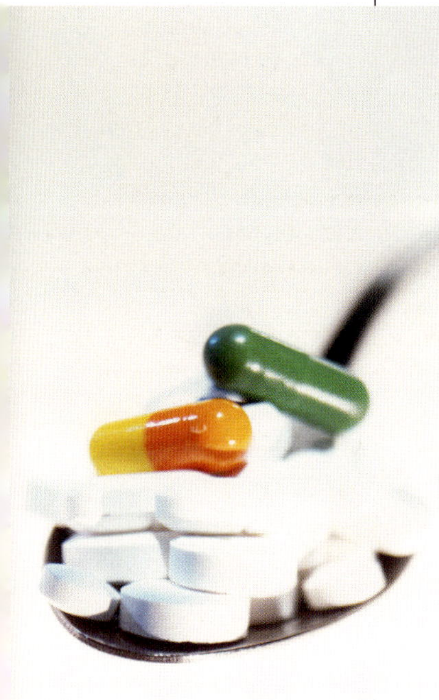

Les médicaments : mode d'emploi

Ils sont nombreux et appartiennent à des classes thérapeutiques différentes selon leur mécanisme d'action.

Globalement, pour faire baisser la pression dans les artères on peut :
- agir sur la pompe,
- agir sur les tuyaux,
- agir sur les mécanismes de régulation de la pression, qu'ils soient nerveux ou « hormonaux ».

Les médicaments développés pour traiter l'hypertension quelque soit leur classe agissent sur l'un ou plusieurs de ces facteurs.

Lorsque leur efficacité est insuffisante, plutôt que d'augmenter la dose, on change de classe ou on associe plusieurs médicaments de classe différente pour additionner des effets complémentaires ou synergiques.

Il est bien évident qu'il ne s'agit ici que du traitement des hypertensions artérielles dites « essentielles », les autres imposant le traitement de leur cause respective.

Le but des traitements modernes est certes de faire baisser les chiffres pour prévenir les complications propres aux pressions élevées ou aux poussées hypertensives, mais aussi et surtout de prévenir plus globalement le risque cardiovasculaire.

Les diurétiques

Les diurétiques sont les médicaments les plus anciens de l'hypertension artérielle. Dans l'inconscient collectif, ils font uriner. Diminuant ainsi le volume sanguin par perte de l'eau qui compose notre sang, ils font baisser la pression dans les tuyaux... Leur mécanisme d'action est en fait un peu plus subtil.
Ils diminuent effectivement le volume des liquides circulant mais en augmentant la perte dans les urines du sodium. Cette action est cependant réservée aux administrations aigües de diurétiques c'est-à-dire dans l'urgence pour faire baisser rapidement la pression.
Au long cours, ils agissent aussi par une diminution des résistances vasculaires périphériques et par une relaxation des fibres musculaires, en diminuant la concentration du calcium dans les cellules.
Ils sont souvent employés en première intention et en particulier chez le sujet âgé, ou lorsqu'il existe une insuffisance cardiaque (il faut alors soulager le cœur en diminuant le volume de sang que la pompe doit chasser), et pour certains dans le cas d'insuffisance rénale.
Le médecin prescripteur choisira le diurétique le mieux adapté à la situation et organisera une surveillance régulière, car les diurétiques peuvent faire fuir le sodium et le potassium et provoquer une hyper uricémie responsable de goutte.

Les bêtabloquants

Ils sont avec les diurétiques le traitement de référence en première intention.
Ils sont efficaces et surtout ont prouvé leur efficacité sur la morbidité cardiovasculaire.
Comme leur nom l'indique, ils bloquent. Ce blocage s'effectue sur des récepteurs situés sur les cellules du muscle cardiaque et au niveau des reins.
Schématiquement ce sont des relaxants extraordinaires du système cardiovasculaire.
Ils sont d'ailleurs utilisés à petite dose dans les états de stress « psychique ».
Ils diminuent la fréquence cardiaque, le tonus sympathique et la synthèse de rénine.
Ils agissent également sur le tonus d'autres fibres musculaires comme celles des bronches et de l'utérus.
De ce fait, ils peuvent déclencher des crises d'asthme, des troubles du rythme cardiaque, être responsables de troubles de la libido, et en particulier une impuissance chez l'homme et une fatigue.
Ils sont souvent prescrits lorsque l'HTA est associée à une angine de poitrine ou après un infarctus du myocarde.

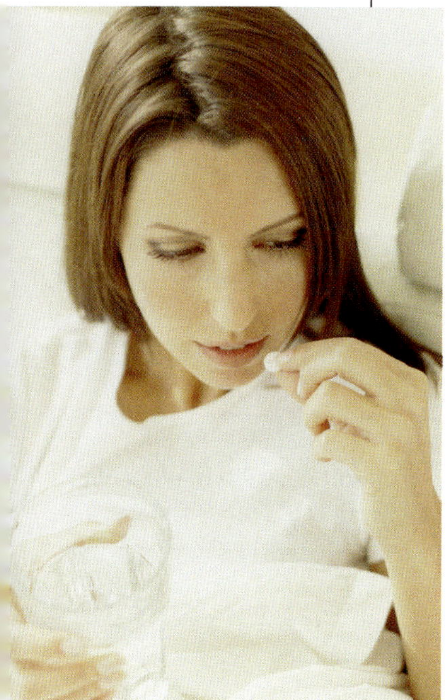

Les inhibiteurs de l'enzyme de conversion

Ce sont des molécules plus récentes, au mécanisme d'action plus complexe.

Les inhibiteurs de l'enzyme de conversion ou IEC agissent en inhibant l'action d'une enzyme qui stimule un système complexe, le système « rénine-angiotensine-aldostérone » dont la stimulation concourre à augmenter la pression artérielle.

De plus, ils augmentent la vasodilatation des artères en stimulant des prostaglandines vasodilatatrices et en protégeant certaines de la dégradation.

Là aussi il est important de surveiller régulièrement le potassium, mais l'effet secondaire le plus curieux et le plus gênant est l'apparition dans un certain nombre de cas, d'une toux chronique.

Les antagonistes de l'angiotensine II

Ce sont les médicaments les plus récents de l'hypertension artérielle, proches des IEC ils sont surtout indiqués chez les patients qui réagissent bien à ces derniers mais qui présentent une toux secondaire.

Les antagonistes calciques

Les antagonistes calciques sont des vasodilatateurs, en « dilatant » les vaisseaux, ils font baisser la pression.

Ils doivent leur nom au fait qu'ils bloquent l'influx calcique au niveau des cellules musculaires lisses, c'est-à-dire celles qui entre autres, constituent la paroi des artères et des veines.

De plus, ils diminuent aussi la contractilité des cellules musculaires cardiaques.

Ils sont particulièrement indiqués chez les hypertendus âgés qui présentent une hypertension artérielle systolique.
Leur gros inconvénient dû à leur mode d'action peu spécifique, est qu'ils dilatent aussi des vaisseaux non concernés par l'hypertension, comme les veines des membres inférieurs. Cet effet non voulu provoque des œdèmes des chevilles et des jambes tels qu'on les rencontre dans l'insuffisance veino-lymphatique des membres inférieurs.
Pour les mêmes raisons, ils peuvent avoir comme effets secondaires, des bouffées de chaleur et des céphalées.

Bientôt un vaccin ?

Un laboratoire suisse pourrait proposer dans 5 ans environ un vaccin qui obligerait le système immunitaire à bloquer l'angiotensine II, une molécule qui par son rôle vasoconstricteur augmente la pression artérielle.
Seul hic : il n'est efficace que chez les hypertendus légers.
A suivre...

Les antihypertenseurs centraux

Classe thérapeutique ancienne, elle regroupe des médicaments efficaces et faciles d'utilisation.
Ils agissent essentiellement en diminuant le tonus sympathique.
Cette action sur le système sympathique se traduit par une baisse de la fréquence cardiaque, une diminution des résistances périphériques et une diminution de l'activité du système rénine angiotensine.
Pour être complet, une dernière classe doit être citée, celle des alpha-bloquants et des vasodilatateurs artériels.
Les alpha-bloquants agissent sur un récepteur spécifique en abaissant les résistances périphériques.
Leur efficacité est « dose dépendante », et malheureusement les doses auxquelles ils sont réellement efficaces entraînent des effets secondaires qui limitent leur utilisation.
Ce sont surtout des céphalées, des hypotensions orthostatiques, et des tachycardies.
Quand aux vasodilatateurs artériels ils sont réservés aux HTA résistantes en 3ème ou 4ème intention.

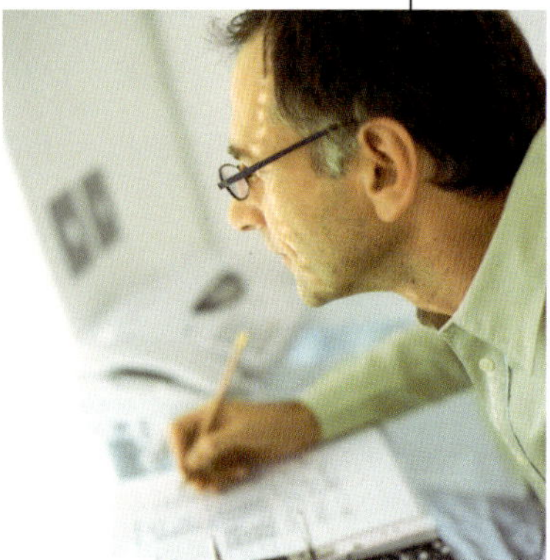

Comment s'y retrouver ?

Le bon traitement antihypertenseur est celui qui non seulement normalise les chiffres tensionnels mais protège le patient du risque cardiovasculaire.

Seul le médecin est apte à préconiser tel ou tel antihypertenseur, appartenant à telle ou telle classe thérapeutique.
Son choix sera guidé par le type d'hypertension, les éventuels autres facteurs associés et le patient lui même, en particulier son degré d'adhésion au traitement.
Le problème de la prise en charge de l'hypertension n'est pas la difficulté à choisir le meilleur traitement, ni son efficacité, mais essentiellement qu'il soit pris et pris correctement.
Un traitement non pris ou « mal pris » ne peut être efficace.
Cette « lapalissade » explique en grande partie le fait que dans tous les pays développés plus de 2/3 des hypertendus ne sont pas contrôlés !
Près de 10 % des prescriptions écrites ne sont jamais suivies.
Ceci est particulièrement vrai pour le traitement de l'hypertension artérielle.

Difficile à suivre

Les malades respectent peu leur traitement pour différentes raisons :
- Les effets secondaires ou plus souvent la crainte des effets secondaires.
- La lassitude liée à la contrainte d'une prise quotidienne toute la vie.

- Le dénigrement de la maladie.
- Le fait de sous estimer les risques.
- L'idée d'une certaine fatalité, « mon père, mon frère, mon oncle étaient hypertendus… c'est le destin ! ».
- L'attribution à une cause passagère : « je sais que mon hypertension est due à mon stress, dès que je ne serai plus stressé, elle disparaîtra ».
- L'attribution à l'âge, « à mon âge un peu de tension c'est bien normal, c'est moins grave que de prendre tous ces médicaments ».

Souvent, les patients s'octroient quelques pauses plus ou moins longues, pendant les week-end, ou pendant les vacances, ou lors d'une maladie intercurrente.
Ces dérapages sont bien compréhensibles.
Pour adhérer pleinement à son traitement, l'hypertendu doit prendre conscience du bienfait de la démarche, ce d'autant que sa maladie ne lui procure aucun trouble, ce qui n'est pas toujours le cas en revanche du traitement qu'on lui propose.
La médecine change, toutes les études ont montré que l'implication du patient comme acteur de sa maladie et de son traitement conditionne l'efficacité de la prise en charge. Il devient donc essentiel que vous adhériez totalement à votre traitement.

Les traitements complémentaires

Si les médicaments de l'hypertension sont efficaces (à condition d'être pris et correctement), ils ne suffisent pas.
La prise en charge de l'hypertension, surtout si on la considère comme un facteur de risque parmi tant d'autres, impose souvent des changements notables du mode de vie. S'attaquer à un éventuel tabagisme, éviter la surcharge pondérale, diminuer les apports en sel, préférer les fruits et les légumes, éviter les lipides saturés, augmenter les apports en calcium alimentaire, les aliments riches en potassium, limiter l'alcool sans le supprimer totalement, reprendre une activité physique régulière sans excès, et pourquoi pas, gérer son stress, ne pas négliger l'ail et le céleri, comme les aliments riches en magnésium, au total de nouvelles règles qui ne doivent pas être vécues comme de nouvelles contraintes mais comme une prise de conscience pour améliorer la qualité de vie et la longévité.
Souvent, dans un premier temps, le conseil du médecin s'articule autour de ces préconisations avant même l'instauration d'un traitement médicamenteux.

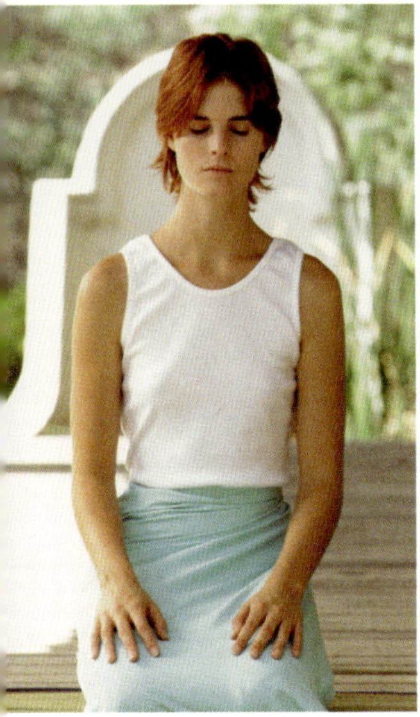

Les anti-stress

Rééquilibrer le système nerveux autonome, mieux canaliser ses émotions, être à l'écoute de son corps ... Autant de bonnes intentions.

Certaines études, dont certaines publiées dans des revues aussi illustres que « The Lancet », ont montré que certaines techniques dites de relaxation permettaient une baisse très conséquente des chiffres de la pression artérielle.
Il faut cependant reconnaître que d'autres études publiées n'ont pas retrouvé les mêmes bénéfices et ont conclut à l'inverse.

Le yoga

Un certain nombre d'essais cliniques indiquent que la pratique du yoga est efficace sur les chiffres de la pression artérielle.
Les résultats d'une étude randomisée publiée dans le Lancet en 1975, objectivaient une baisse de la pression systolique de 168 à 141 mmHg et de 100 à 84 mmHg pour la diastolique dans le groupe « yoga » par rapport au groupe témoin qui pratiquait une relaxation générale.
Si la pratique du yoga paraît avoir des effets bénéfiques sur la santé cardiovasculaire, le bénéfice réel sur le risque cardiovasculaire et les complications fait largement débat.
Il n'en reste pas moins que le yoga réconcilie équilibre physique et psychique, et que, ne souffrant pas de contre-indication, sa pratique peut être recommandée sans arrière pensée.

L'acupuncture

Peu d'études ont montré l'intérêt de l'acupuncture pour le traitement de l'hypertension artérielle.
Des scientifiques américains ont mené en 2006 une grande étude, l'étude SHARP (Stop Hypertension with the Acupuncture Research Program), visant à vérifier si oui ou non l'acupuncture pouvait avoir une efficacité quelconque dans la prise en charge de l'hypertension artérielle.
Les résultats ont été décevants dans la mesure où tous les sujets testés par acupunc-

ture, même ceux du groupe placebo (des sujets que l'on piquait dans des zones aléatoires), amélioraient leurs chiffres. Aujourd'hui rien n'indique que l'acupuncture pourrait être un traitement de l'hypertension artérielle.

Votre exercice

Pour vous sentir plus léger et faire baisser la pression, pratiquez quotidiennement l'exercice « Embrasser l'arbre ».
Votre position : les pieds parallèles, écartés de la largeur des épaules, fléchir les jambes légèrement en gardant le buste à la verticale et monter les avant-bras jusqu'à ce qu'ils soient parallèles au sol, chaque bras à 45° par rapport à l'axe du regard, les poignets plus écartés que les coudes.
L'exercice : inspirez par le nez la pointe de la langue sur le palais et expirez par la bouche en faisant un léger bruit avec l'air : la langue touche le plancher de la bouche. A chaque expiration, concentrez-vous sur la plante des pieds et invitez l'énergie en excès à descendre et s'enfoncer dans la profondeur de la terre. Maintenir la position 5 à 10 minutes.

Le Qi Gong

Cette pratique chinoise thérapeutique peut vous aider à réguler votre énergie et équilibrer votre tension.
Le Qi Gong, issu de la médecine traditionnelle chinoise, consiste en une série d'exercices de type « énergétiques » sous forme de postures associées à la respiration et la concentration qui aident à renforcer et assouplir les muscles et les articulations.
Des chercheurs coréens auraient démontré que la pratique du Qi Gong associé à la méditation diminuerait le risque d'accident vasculaire cérébral et la mortalité.
Le Qi Qong peut être utilisé en prévention pour conserver un bon état de santé : exercices d'assouplissement, de détente, de relaxation, entretien de la mémoire et meilleur sommeil. Dans une approche curative, dans le cas d'hypertension et de maladies cardiovasculaires.

Le Tai-Chi-Chuan

De la même manière le Tai-Chi-Chuan, améliorerait l'état de santé des personnes notamment âgées, souffrant d'hypertension légère.
Il est essentiellement constitué de la pratique d'un ensemble de mouvements continus, circulaires, effectués très lentement et de façon très précise. Il permet une maîtrise de la respiration et contribue à maintenir une bonne santé mentale. Il permet de combattre le stress et d'améliorer la mémoire.

Halte à la sédentarité

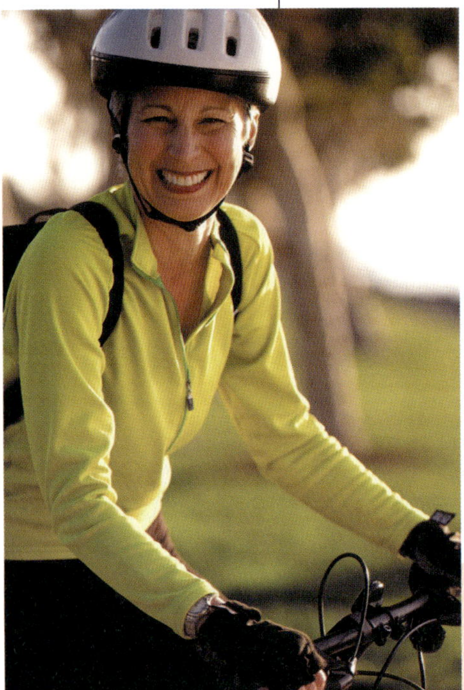

Il n'y a aucun doute : pour être en bonne santé, il faut bouger un peu tous les jours.

L'absence d'activité physique fait partie des facteurs de risque de l'Etude INTERHEART, menée dans 52 pays.
D'autres études ont clairement établi le lien entre sédentarité et risque cardiovasculaire.
Certaines d'entre elles ont conclu que le temps passé à regarder la télévision augmentait le risque d'obésité et de diabète de type II.
De nombreuses études ayant apporté la preuve d'une amélioration cardiovasculaire ont eu pour objectif de corriger l'ensemble des facteurs de risque,

Au bon rythme

L'objectif premier n'étant pas de faire des performances, bougez à votre rythme. Nagez, courrez, marchez au moins trois fois par semaine. Pour savoir si vous suivez le bon rythme, prenez votre pouls durant une minute et mesurez votre FMT (fréquence maximale théorique) qui correspond au nombre de battements du cœur par minute que vous ne devez pas dépasser. Pour la connaître, effectuez l'opération suivante : 220- votre âge. Ce chiffre est maximum, l'idéal étant que vous ne dépassiez pas 80 % de votre FMT.

en particulier en associant systématiquement un programme d'activités physiques régulières de 120 à 180 minutes de marche plus ou moins rapide par semaine.

En conclusion, si les mesures hygiéno-diététiques sont incontournables dans le domaine de la prévention cardiovasculaire, il est reconnu aujourd'hui que les prouesses réalisées par la médecine de pointe lorsqu'il s'agit de traiter dans l'urgence un infarctus du myocarde potentiellement mortel ou un accident vasculaire cérébral, ne seraient rien en l'absence d'un changement radical des comportements, dès leur retour à domicile.

De nombreuses études, comme l'étude CHAMP, ont montré que le suivi d'un programme d'information et de conseils hygiéno-diététiques pendant 2 ans après un premier infarctus du myocarde, a permis de réduire considérablement le taux de récidive d'infarctus et la mortalité globale dès la fin de la première année.

Les conseils à suivre

- Ne jamais forcer
- Ne jamais être essouflé
- Une séance de 30 min. doit être organisée comme suit : 5 min. d'échauffement, 20 min. d'activité, 5 min. de récupération avec étirements.

Les suppléments nutritionnels

Certains peuvent se révéler utile pour baisser la pression artérielle, voire même la normaliser.

La consommation ou plutôt l'auto-supplémentation avec des compléments nutritionnels est à la mode. Son explosion commerciale ne manque pas de susciter débats et controverses.
Les produits sont légions et il est de plus en plus difficile pour le consommateur même averti de s'y retrouver dans une jungle confuse où tout se dit et son contraire. Pourtant, ces produits sont efficaces, du moins ont une réelle activité dans l'organisme.
Les débats ne portent donc plus sur leur efficacité mais paradoxalement depuis peu sur leur innocuité. Cette question est d'autant plus essentielle que ces produits sont en vente libre sur la toile et que l'on peut se procurer sans peine les plus exotiques d'entre eux, voire ceux qui sont interdits en France.
Les précautions s'imposent surtout pour les supplémentations au long cours, celles pour lesquelles on peut se laisser tenter pour « soigner » son hypertension.
Plus que jamais, il convient de s'en remettre au conseil d'un professionnel de la santé, spécialiste de ces domaines.

Les Oméga-3

De nombreuses études confirment l'intérêt des acides gras polyinsaturés, Oméga-3, dans le domaine cardiovasculaire. Ils font baisser légèrement les chiffres de la pression artérielle, mais font surtout partie des bonnes graisses contrairement aux graisses saturées et aux Oméga-6 pro inflammatoires.
On trouve les Oméga-3 dans les huiles de colza et de soja, les poissons gras et sauvages de préférence et le lait maternel.
L' Agence Française de Sécurité Sanitaire de Aliments (l'Afssa), a publié un rapport disponible sur son site (www.afssa.fr), sur l'intérêt démontré d'une supplémentation en Oméga-3 chez des personnes ayant préalablement présenté des pathologies cardiovasculaires ou métaboliques.
Si les Oméga-3 n'agissent pas sur le cholestérol, ils améliorent l'élasticité des artères, l'excitabilité du cœur et la coagulation sanguine.
La même agence met en garde cependant sur les risques réels liés à des supplémen-

tations excessives ou inappropriées en acides gras polyinsaturés.
Le risque majeur est de voir apparaître une oxydation anormale des autres lipides, en particulier du mauvais cholestérol.

Un mécanisme simple

Ces acides gras polyinsaturés, très facilement oxydables, (raison pour laquelle les industriels les ont éliminés de nombreux produits gras), sont des cibles idéales des radicaux libres.
En cas de stress oxydatif, ces radicaux libres oxydent les Oméga-3, qui à leur tour oxydent en chaîne les autres lipides dont le LDL cholestérol.
Le LDL cholestérol oxydé est en quelque sorte le ciment à partir duquel la plaque d'athérome se constitue, rigidifiant et bouchant à terme les artères.
On sait aujourd'hui que l'augmentation du taux sanguin de LDL oxydé est un marqueur de risque cardiovasculaire, en particulier coronarien.
Ainsi, à vouloir bien faire, on peut aboutir aux effets inverses…
L'existence au-delà de l'effet de mode, d'un rationnel scientifique réel, légitime cependant totalement la prise d'Oméga-3.
Pour éviter toute mauvaise surprise, il suffit de les protéger de l'oxydation en les accompagnant d'un cocktail antioxydant, ou mieux de faire réaliser un diagnostic sanguin sérieux de stress oxydatif.

La co-enzyme Q10

La co-enzyme Q10 est un antioxydant tout à fait particulier.
Il exerce un pouvoir antioxydant majeur notamment en protégeant les mitochondries (nos usines à fabriquer notre énergie dans chacune de nos cellules) de l'oxydation, mais il participe aussi au sein des mitochondries à la production de cette énergie, indispensable à la vie.
Certaines études ont montré que le co enzyme Q10, à la dose de 100 à 200 mg par jour, abaisserait les chiffres de la pression artérielle.
Vous le trouvez en pharmacie sous forme de complément alimentaire mais sachez que votre organisme est capable de le fabriquer à partir de certains aliments comme le poisson gras, les volailles, les noix, les noisettes et certains légumes, en particulier les épinards.

Les antioxydants

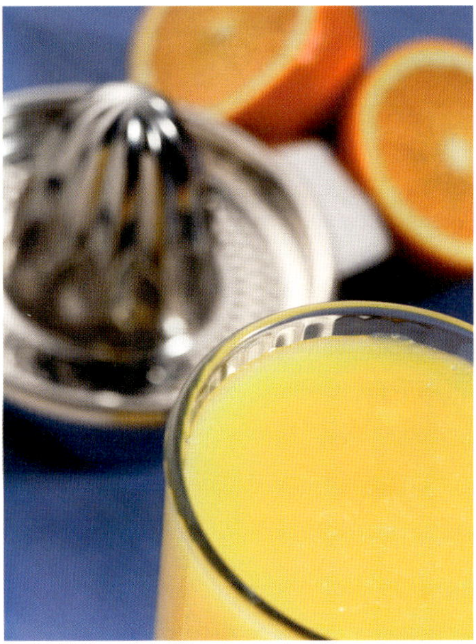

De façon plus générale, les antioxydants, véritables antidotes des radicaux libres, prouvent petit à petit leurs effets bénéfiques sur la santé globale.

Prévention des cancers, des maladies neurodégénératives et du vieillissement, les antioxydants font l'objet de multiples essais cliniques de par le monde. En France, l'étude SUVIMAX a apporté la preuve d'une diminution très importante des cancers et du nombre de morts toutes causes confondues, chez les personnes prenant des antioxydants par rapport au groupe placebo.
L' American Heart a publié récemment une brief review faisant le point sur l'implication du stress oxydatif dans les pathologies cardiovasculaires.

Des études à interpréter

Certaines études viennent contrarier cet enthousiasme par des conclusions contradictoires. Mais lorsqu'on y regarde de plus près, on constate que cette contradiction provient souvent de la fantaisie de leur protocole, mais aussi de la complexité du sujet dont on commence seulement à entrevoir et comprendre les mécanismes.
Ainsi, si certaines études jettent le doute sur l'efficacité par ailleurs démontrée des Oméga-3, c'est tout simplement que dans certains cas (doses trop élevées, coexistence d'un stress oxydatif, faiblesse des défenses antioxydantes), leur propre oxydation les a rendus inefficaces voire dangereux.
De même l'inefficacité rapportée dans de nombreuses études d'une supplémentation par la vitamine E, de type alpha tocophérol, procède de la même explication :

à certaines doses et surtout utilisée seule, la vitamine E s'oxyde en captant des radicaux libres. Il faut toujours l'associer à de la vitamine C car celle-ci régénère la vitamine E oxydée en vitamine E normale et donc bénéfique. Ainsi lorsqu'il existe une carence même relative en vitamine C, la vitamine E reste oxydée et oxyde à son tour les lipides de l'organisme, en particulier le LDL cholestérol aggravant alors le risque cardiovasculaire.
Ces notions nouvelles, loin de jeter l'opprobre sur les antioxydants mettent l'accent sur la nécessité de les employer à bon escient.
Les publications les plus récentes sur le sujet insistent sur le fait que l'on ne devrait plus engager des supplémentations nutritionnelles au long cours, en particulier antioxydantes, sans un bilan biologique préalable.

La grande vedette : le jus de grenade

Dans le journal « Clinical Nutrition » de juin 2004, des chercheurs israéliens publiaient les résultats d'une étude qui allaient mettre sous les feux de l'actualité scientifique, un jus qui serait resté largement inconnu, le jus de grenade.
10 sujets sur les 19 testés souffrant d'athérosclérose et présentant un rétrécissement important de l'artère carotide ont pris 250 ml de jus de grenade par jour pendant un an.
Cette consommation régulière de jus de grenade a permis d'améliorer significativement le débit sanguin chez les sujets traités et les chiffres de la pression artérielle, alors que la sténose (le rétrécissement) s'aggravait chez les sujets témoins.
Pour cinq d'entre eux, le jus de grenade poursuivi pendant 3 ans, a permis de vérifier que ses effets bénéfiques persistaient sur le long terme.
Cet effet inattendu du jus de grenade serait lié à la présence de tannins et de polyphénols, de puissants antioxydants comme on en trouve dans les vins tanniques. Ces substances s'opposeraient par leurs vertus antioxydantes à l'oxydation du LDL cholestérol.

IDÉES DE MENUS

Pour mieux contrôler votre tension artérielle, privilégiez les aliments riches en antioxydants, en calcium et en magnésium et pauvres en graisses saturées et en sel.
Plus qu'un régime, découvrez une nouvelle façon de cuisiner avec des épices et des produits goûteux à haute qualité nutritionnelle.

Petits déjeuners

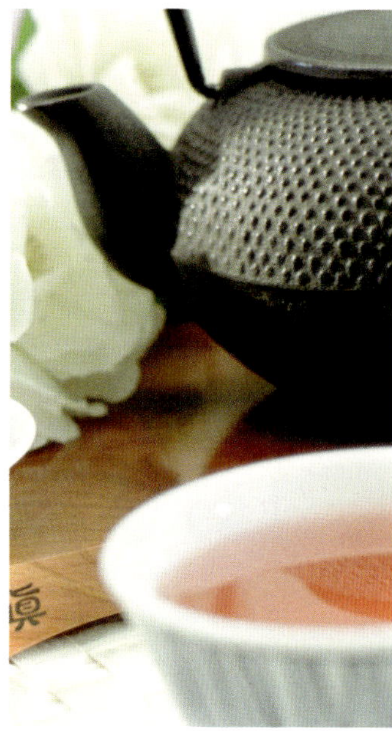

- Muesli aux flocons d'avoine, amandes, noisettes, graines de tournesol, raisins secs sans sucre
- Lait écrémé ou fromage blanc écrémé
- 1 orange
- Thé ou café léger

ou

- Pain complet aux graines de lin ou aux noix
- 1 cuillerée à café de miel ou de confiture
- 1 Yaourt écrémé
- Thé ou café léger

Collations

- 5 à 6 amandes nature
- 1 pomme

ou

- 1 verre de jus de grenade
- 1 yaourt + 1 c.à s. de son d'avoine

ou

- 2 tranches de pain complet ou au seigle aux noix ou amandes
- 30 g de fromage frais.

Notes : l'avoine est reconnue par les nutritionnistes pour faire baisser les taux sanguins de sucre et de graisse trop élevés. La dose idéale : 2 càs par jour sous forme de flocons ou de son.

Lundi

Recettes page 74

Déjeuner

- Salade de crudités, vinaigrette balsamique
- Filet mignon rôti
- Purée de céleri
- 1 tranche de pain complet
- Salade de fruits

Dîner

- Taboulé de quinoa
- Fromage blanc au coulis de fruits rouges

Mardi

Recettes page 74

Déjeuner

- Salade de fèves à la menthe
- Tian d'aubergines
- Escalope de poulet grillé
- 1 yaourt écrémé aux fruits

Dîner

- Velouté de fenouil
- Salade de riz, moules, tomates, concombre, maïs doux, oignons blancs, vinaigrette
- Poire pochée

Mercredi

Recettes page 75

Déjeuner

- Saumon à l'unilatéral aux noisettes grillées et balsamique
- Riz complet
- Soupe de fruits rouges

Dîner

- Soupe de champignons maison
- Salade composée
- 1 tranche de pain complet
- Crème vanillée (préparée avec du lait écrémé ou mieux du lait d'amandes)

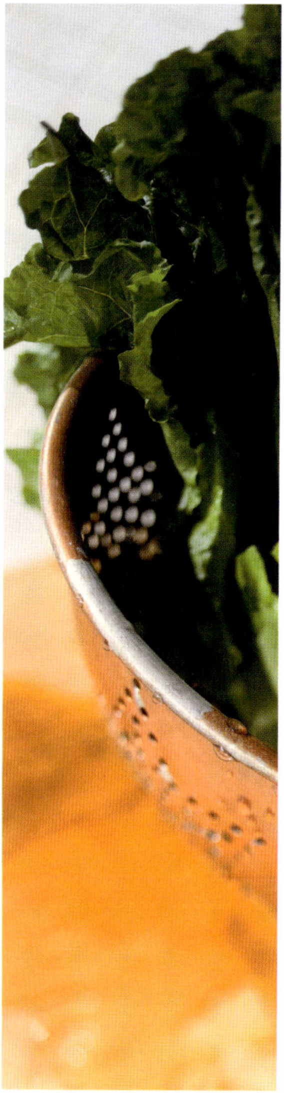

Jeudi

Recettes page 77

Déjeuner

- Crudités vinaigrette
- 1 steak haché grillé à 5 % mg
- Pâtes complètes avec sauce pesto
- 1 grappe de raisin

Dîner

- Verrine de thon au fromage blanc
- Ratatouille froide
- Compotée de poivrons rouge
- Salade verte mélangée
- 1 tranche de pain complet
- Salade d'orange à la cannelle

Vendredi

Recettes page 77

Déjeuner

- Sur le pouce : un sandwich
- 1 yaourt nature
- 1 poire

Dîner

- Concombre à la grecque
- Thon grillé au sésame cuit au grill
- Haricots verts
- Riz complet
- Smoothie mandarine/fraise

Samedi

Recettes page 78

Déjeuner

- Melon
- Filet de colin en papillote
- Courgettes sautées à l'ail et à l'huile d'olive
- 1 tranche de pain complet
- 1 faisselle à 0 %

Dîner

- Apéritif
- Tagine de poulet aux olives et citron
- Semoule complète parsemée d'amandes effilées et grillées
- Mousse au citron

Dimanche

Recettes page 78

Déjeuner

- Salade de pourpier
- Dorade au four
- Purée de pommes de terre écrasée aux olives noires
- Banane au four en papillote

Dîner

- Gaspacho
- Tofu sauté
- Muffins aux fruits rouges et amandes

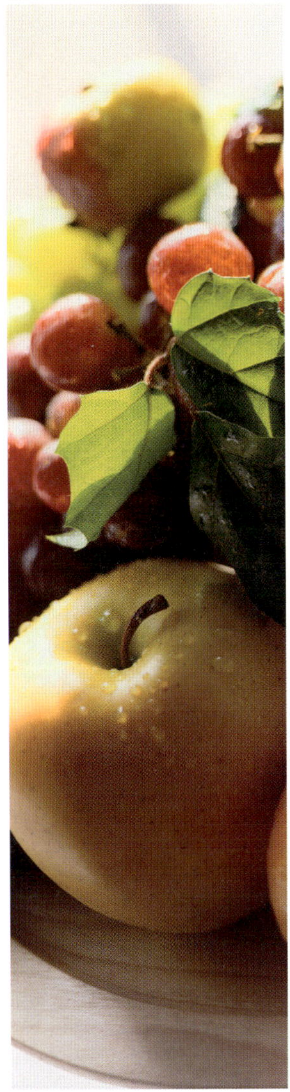

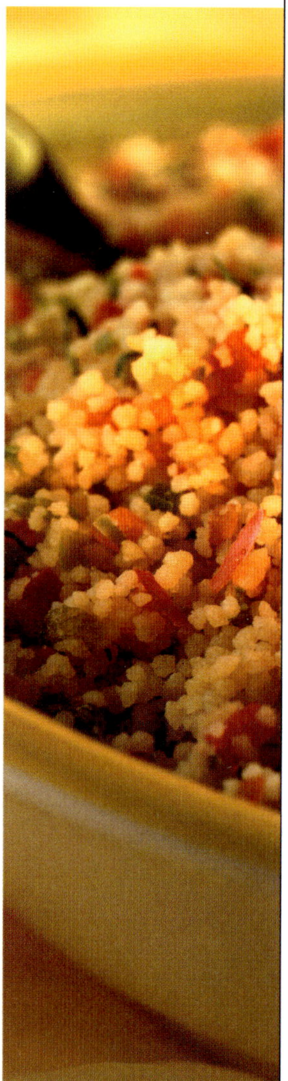

RECETTES

Lundi

• **Vinaigrette balsamique :**
7 c.à.s. d'huile d'olive, 3 c.à.s. de vinaigre balsamique, 2 c.à.s. de vinaigre Xérès, 2 c.à.s. d'eau.
Notes : Le vinaigre balsamique très gouteux évite de saler les vinaigrettes.

• **Taboulé de quinoa :**
- Faire cuire 150 g quinoa 15 à 20 minutes dans 2 fois son volume d'eau avec un bouillon cube. Egoutter et laisser refroidir.
- Emincer finement 1 oignon et tailler ½ concombre en petits dés. Peler, épépiner 3 tomates et les couper en petits dés. Ajouter les feuilles hachées d'un demi bouquet de menthe poivrée.
- Décorer avec quelques feuilles de menthe et réserver au frais pendant une heure avant de servir.

Notes : Riche en protéines et en fer, la quinoa est une céréale qui permet de réaliser un repas équilibré avec un apport suffisant en protéines sans consommer de viande si on le complète avec un dessert lacté, type yaourt ou fromage blanc.

Mardi

• **Tian d'aubergines :**
- Hacher 3 gousses d'ail très finement, le mélanger avec 2 c.à s. d'huile d'olive et 2 brins de thym effeuillé. Poivrer, réserver au frais. Préchauffer le four à 180 °C.
- Couper 2 aubergines et 2 tomates en rondelles de 5 mm d'épaisseur environ et 2 courgettes un peu plus finement.

- Epépiner 2 poivrons, les couper en deux et les envelopper hermétiquement dans une feuille d'aluminium avec 1 c.à.s. d'huile d'olive, 1 brin de romarin et quelques tours de moulin à poivre. Faire cuire 30 minutes au four.
- Faire cuire les légumes 8 minutes à l'eau bouillante avec un cube de bouillon cube en commençant par les aubergines, puis les courgettes et enfin les tomates.
- Rafraîchir les légumes dans de l'eau glacée, égoutter et presser délicatement pour éliminer l'excès d'eau.
- Dans un plat à gratin, étaler une couche d'aubergines, puis de courgettes disposées en rosace, un peu de mélange d'ail, puis la tomate et enfin le poivron. Recommencer l'opération en terminant par une rosace de courgettes et planter un grand brin de romarin au centre.
- Avant de servir, réchauffer une dizaine de minutes au four à 180 °C.

• **Velouté de fenouil :**
- Cuire 2 fenouils et 2 carottes à la vapeur. Les mixer avec 400 ml de lait puis ajouter en remuant à la fourchette 100 g de fromage blanc à 0 % m.g., une pincée de cannelle, du sel, du poivre. Décorer de quelques feuilles d'estragon avant de servir.
Notes : le fenouil est contient du calcium, du magnésium et du potassium… des sels minéraux particulièrement bénéfiques en cas d'hypertension.

Mercredi

• **Saumon à l'unilatéral aux noisettes grillées et balsamique :**
- Préchauffer le four à 200 °C. Y faire griller 120 g de noisettes entières, puis les frotter dans un torchon pour

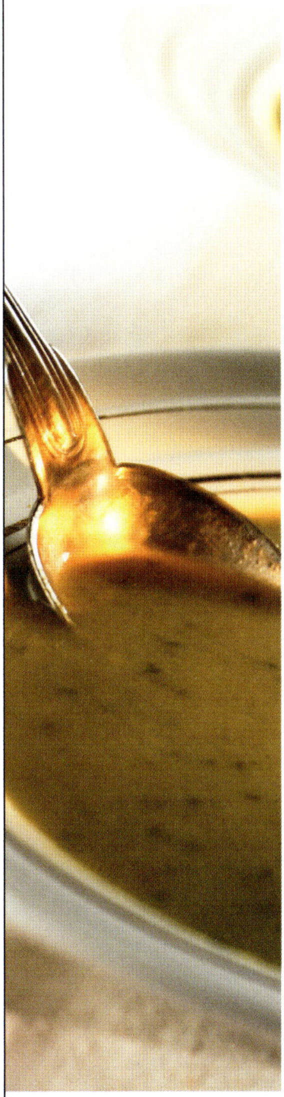

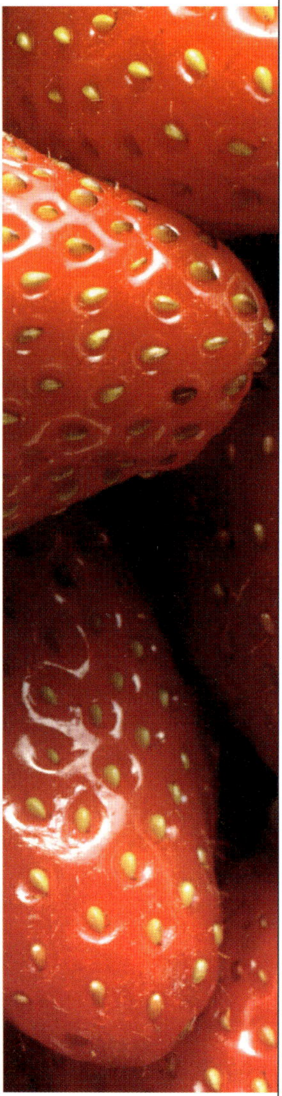

retirer la peau. Les concasser grossièrement et les mélanger à 7 c.à.s. de vinaigrette balsamique. Faire chauffer sans bouillir.
- Mélanger 5 c.à.s. de vinaigre balsamique à 30 g de cassonade. Faire réduire jusqu'à obtenir une consistance sirupeuse.
- Dans une poêle antiadhésive, déposer 4 filets de saumon côté peau vers le bas. Le faire cuire sur feu doux 10 à 15 minutes sans les retourner. Arroser ensuite du jus d'un demi citron.
- Faire cuire 600 g de pois gourmands environ 4 minutes à l'eau bouillante. Egoutter, ajouter 1 c.à.c. d'ail haché, 1 c.à.c. de persil haché et quelques tours de moulin à poivre.
- Dresser les pois gourmands au centre de l'assiette, ajouter le saumon côté peau vers le haut, entourer de vinaigrette aux noisettes et d'un filet de vinaigre balsamique.
Notes : Le saumon est riche en Oméga-3. Il est aussi un des poissons les moins salés, avec le merlan.

• **Soupe de fruits rouges :**
- La veille, laver, équeuter et épépiner 100 g de groseilles. Laver 400 g de fraises et 200 g de framboises.
- Mixer tous les fruits avec 10 g de sucre (ou d'édulcorant en poudre) pendant quelques secondes. Mettre au frais toute la nuit avec quelques feuilles de menthe.
- Le lendemain, passer au chinois étamine.
- Servir très frais dans des coupes en verre avec une feuille de menthe et quelques framboises.

• **Salade composée :**
Salade de mâche, pousses d'épinards, noix, lardons de poulet grillés, ail haché, vinaigrette à l'huile de noix.

Jeudi

- **Sauce pesto :**

- Faire blanchir 60 g de feuilles de basilic 20 secondes dans de l'eau bouillante et les rafraîchir aussitôt dans de l'eau glacée. Egoutter, presser pour éliminer l'excédent d'eau.
- Les mixer finement avec 2 gousses d'ail hachées, 2 c.à.s. de pignons dorés au four, 4 c.à.s. d'huile d'olive, poivre du moulin.

Notes : Cette sauce à l'ail, huile d'olive et pignons est un concentré d'éléments cardio protecteurs. Choisissez des céréales complètes à indice glycémique bas. Et faites cuire vos pâtes « al dente » pour éviter les pics de sucre dans le sang.

- **Verrine de thon au fromage blanc :**

- Mixer 300 g de faisselle de fromage blanc écrémé égoutté (ou l'équivalent en petits suisses) avec 4 c.à.s. de crème allégée à 8 % m.g., 200 g de thon au naturel, poivre, 1 c.à.c. de paprika (ou curry selon l'envie), jus d'un demi citron, 1 c.à.s. d'huile d'olive. Placer dans des verrines individuelles et réserver au frigo au moins une heure

Notes : une version allégée de rillettes de poissons riche en acides gras essentiels.

Vendredi

- **Sandwich :**

- Thon, rosbeef, œuf ou poulet avec des crudités, préparé avec du pain aux céréales ou complet et relevé de moutarde ou de cornichons plutôt que de beurre ou de mayonnaise.

- **Concombre à la grecque :**

- Yaourt à 0 % m.g., concombre râpé, ail, citron, menthe, huile d'olive.

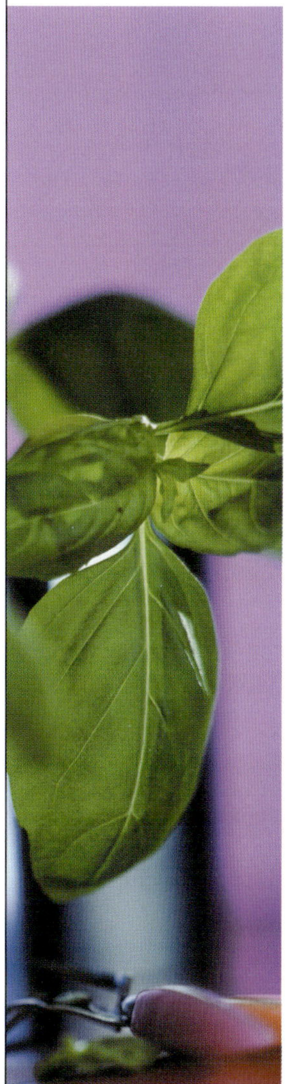

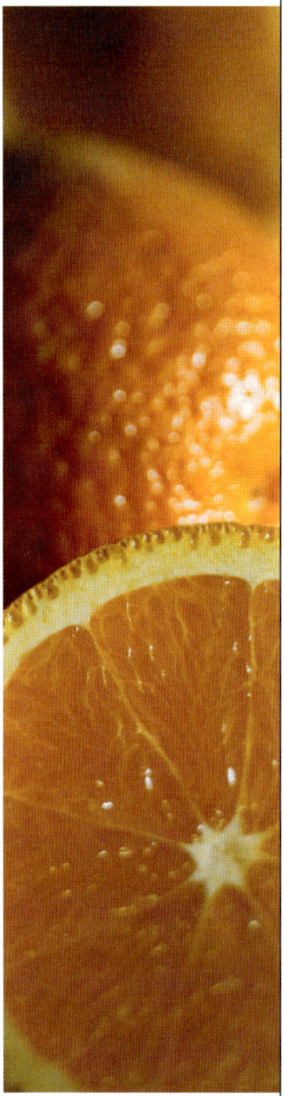

• **Thon grillé au sésame cuit au gril :**
- Mariner durant 1 heure des tranches de thon dans un mélange de 2 c.à.c. de gingembre râpé, 4 c.à.s. de jus de citron et 2 c.à.s. d'huile d'olive. Puis saupoudrer le thon de 4 c.à.c. de sésame et faire cuire rapidement au gril.

• **Smoothie mandarine/fraise :**
- Mixer 4 mandarines, 250 g de fraises, 200 ml de lait écrémé (ou de lait d'amande), 1 c.à.s. de sucre. Servir frais.
Notes : agrumes et fruits rouges apportent des antioxydants bénéfiques pour le système cardiovasculaire.

Samedi

• **Apéritif :**
- Des bâtonnets de légumes trempés dans une sauce au yaourt, des graines de lupin, des olives, des surimis, pois chiches à la marocaine.

• **Pois chiches à la marocaine :**
- Mélanger 250 g de pois chiches, 1 carotte râpée, 1 pincée de cumin, le jus d'une orange, 2 c.à.c. d'huile d'olive, 5 brins de persil ciselé.
Notes : pensez aux légumes secs, lentilles, lupins, fèves, haricots rouges, pois chiches, pois cassés… leur sucre s'assimile lentement et leurs fibres limitent l'absorption des graisses. Associés à des céréales type semoule, riz, maïs ou boulghour, ils constituent un plat complet bien équilibré en protéines.

Dimanche

• **Salade de pourpier :**
- Le pourpier et la mâche sont des salades riches en Oméga-3. Assaisonnez-les d'huile d'olive pour avoir un bon équilibre en acides gras essentiels.

• **Tofu sauté :**
- Faire dorer dans un wok 400 g de tofu coupé en dés avec 4 oignons blancs émincés durant 3 minutes. Réserver.
- Faire sauter 400 g de carottes râpées en grosses lanières (avec l'économe) et 1 poivron rouge en lamelles. Remuer pendant 5 minutes.
- Ajouter 300 g de germes de soja frais, les tiges vertes des oignons ciselées, 1 gousse d'ail écrasée et du poivre, cuire encore 5 minutes.
- Parsemer de coriandre fraîche avant de servir.

Notes : le tofu peut remplacer la viande une fois par semaine. Il apporte des protéines sans les graisses.

• **Muffins aux fruits rouges et amandes** (30 muffins) :
- Mélanger 150 g de farine complète, 100 g de poudre d'amande et une pincée de sel.
- Battre dans un autre bol 1 œuf, 170 g de sucre, 3 c.à.s. d'huile de tournesol et 250 ml de lait écrémé jusqu'à obtenir une consistance onctueuse.
- Mêler les deux préparations avec une spatule en bois.
- Ajouter 200 g de fruits rouges et 100 g d'amandes effilées. Bien mélanger.
- Verser la pâte dans des moules individuels. Cuire 20 minutes au four à 200 °C.

Notes : si vous aimez l'amande : abusez-en ! Selon des chercheurs de l'Université de Toronto un régime qui inclut chaque jour 28g d'amandes permet de faire baisser le taux de cholestérol dans le sang. Consommez-la sous toutes ses formes, entières, effilées ou même en lait. Elle est riche en protéines, en calcium et en magnésium.

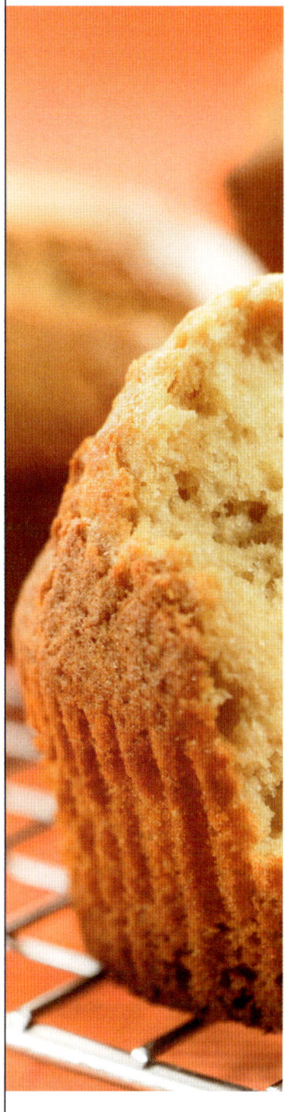

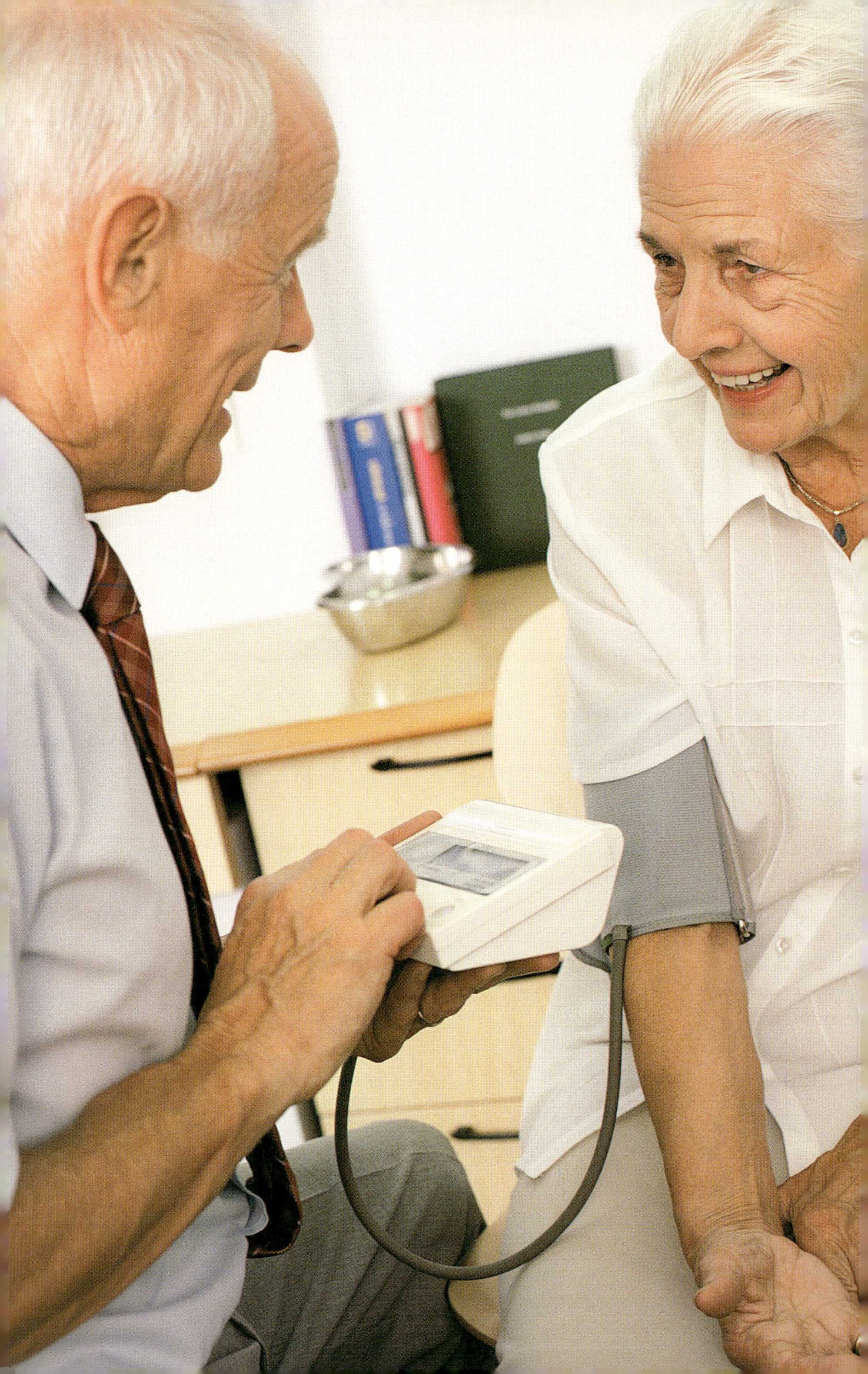

CONCLUSION

La découverte d'une hypertension artérielle est souvent considérée comme un événement banal.
Qu'elle intervienne vers les 40-45 ans chez un sujet actif, trop vite assimilée au stress, ou plus tard à l'âge de la retraite, confondue alors comme un des signes du vieillissement, les arguments de sa banalisation ne manquent pas.
Cette banalisation est vite renforcée par la facilité du diagnostic et la pléthore de traitements très efficaces.
C'est trop vite oublier l'importance vitale de traiter correctement cette maladie pourtant silencieuse, car c'est en silence, du moins pendant de longues années, que les artères, le cœur, les reins et surtout le cerveau souffrent jusqu'à l'accident parfois irréversible.
C'est probablement l'ensemble de ces comportements qui sont à l'origine du problème majeur de l'hypertension artérielle : la compliance au traitement, en d'autres termes la difficulté pour les patients hypertendus de suivre correctement leur traitement.

Par ailleurs, la prise en charge de l'hypertension artérielle ne se limite pas aux antihypertenseurs aussi efficaces soient-ils.
Au premier constat de la montée même légère des chiffres de la pression artérielle surgit l'opportunité de s'interroger sur son mode de vie.
Revoir son alimentation, programmer quelques activités physiques régulières, et gérer son « stress », sont à la portée de tout un chacun, en quelque sorte écrire son « plan santé »... à sa portée.

QUESTIONS / RÉPONSES

Mon traitement antihypertenseur peut-il me guérir ?

Non, le traitement quelqu'il soit ne guérit pas la maladie hypertensive (en dehors des traitements des hypertensions secondaires), il permet de ramener les chiffres de la pression artérielle à la normale et surtout de vous protéger sur le long terme des complications.

Mon traitement peut-il devenir inefficace au fil du temps ?

Dans l'ensemble, les médicaments antihypertenseurs sont efficaces sur le long cours.
Des modifications de votre état cardiovasculaire ou de votre santé peuvent conduire soit à un changement de classe d'antihypertenseurs, soit à ajouter un antihypertenseur d'une classe différente.

Dois je vérifier moi-même ma tension régulièrement ?

Dans certains cas votre médecin peut vous demander une auto mesure de votre tension à votre domicile.
Dans ce cas il vous conseillera dans le choix d'un appareil de mesure automatique de la pression artérielle.
Si vous souhaitez surveiller vous-même votre tension certaines règles doivent être respectées :
- Choisissez un tensiomètre automatique, simple d'utilisation mais fiable. (Demandez conseil à votre médecin ou votre pharmacien, vous pouvez trouver aussi la liste des appareils référencés sur le site de l'Association Française d'Hypertension Artérielle).

- Prenez votre tension dans les mêmes conditions et à la même heure.
- Respectez 5 à 10 minutes de repos avant la prise.
- Ne la prenez que de temps en temps, les prises répétées et fréquentes signifieraient une préoccupation anormale elle-même potentiellement source de stress et donc d'une augmentation passagère des chiffres !

Si je prends un traitement dois-je m'attendre à des effets secondaires ?

Pour tous les traitements, la baisse rapide des chiffres peut s'accompagner de quelques troubles passagers, comme des vertiges ou une fatigue légère.
Certains antihypertenseurs peuvent engendrer des effets secondaires liés à leur mode d'action.
La plupart de ces troubles sont bénins et connus et disparaissent parfois au cours du temps.
Cependant, si certains de ces troubles perdurent ou vous ennuient, vous devez en parler à votre médecin, qui pourra modifier votre traitement.

Dois-je arrêter mon traitement si je ne le supporte pas ?

Non, vous ne devez jamais interrompre votre traitement, parlez en au plus vite à votre médecin.

Puis je cesser mon traitement pendant le week-end ou les vacances ?

Non, vous ne devez jamais cesser votre traitement, même si vous vous sentez bien ou mieux.
La maladie hypertensive est asymptomatique et la baisse momentanée de votre stress peut vous améliorer sur le

plan général mais ne modifie en rien votre maladie hypertensive et encore moins les risques que vous encourez sur le long terme.

Les médicaments que je prends peuvent-ils me rendre impuissant ?

Certains antihypertenseurs comme les bêta bloquants ont la réputation de provoquer une fatigue et une impuissance.

Avant d'accuser votre traitement il faut envisager d'autres raisons comme l'âge, l'alcool, le tabac, des maladies concomitantes au premier rang desquelles le diabète ou des problèmes psychologiques passagers.

Si, après élimination de ces causes le problème persiste, il faut en parler à votre médecin afin qu'il change votre traitement.

Ma tension peut-elle être trop basse sous traitement ?

Il se peut que sous traitement la tension soit trop basse. Cela se manifeste par des vertiges, en particulier aux changements de position (hypotension orthostatique) ou une fatigue inhabituelle.

Si ces troubles apparaissent en dehors des premiers jours de l'instauration d'un traitement et/ou perdurent, vous devez alerter votre médecin afin qu'il modifie votre traitement.

A quel rythme dois-je faire pratiquer des contrôles ?

Au début d'un traitement, un contrôle mensuel ou tous les deux mois s'impose chez votre médecin, tant que l'objectif thérapeutique n'est pas atteint.

Dés que les chiffres souhaités sont atteints et stables,

vous pourrez espacer les consultations.
En revanche, toute modification de votre état de santé, tout événement intercurrent nécessitera une consultation supplémentaire.

Peut-on traiter l'hypertension artérielle sans médicament ?

Dans certains cas, à la suite de la découverte d'une hypertension artérielle modérée, les premières mesures sont hygiéno-diététiques.
Elles consistent à perdre du poids en cas de surcharge pondérale, à l'arrêt d'un éventuel tabagisme, à suivre une activité physique régulière et à adopter les mesures nutritionnelles adéquates.
Lorsque ces mesures sont suffisantes, la mise sous traitement médicamenteux peut être différée à condition de respecter une surveillance régulière.

LEXIQUE

Artère : vaisseau sanguin qui part du cœur vers les organes.

Artériosclérose : maladie des artères qui « durcissent » du fait de l'hypertension artérielle.

Blouse blanche : l'effet « blouse blanche » est la montée sans valeur pathologique de la pression artérielle du fait de la présence parfois « intimidante » ou « stressante » du médecin.

Cardiomyopathie hypertensive : maladie du cœur due à l'hypertension.

Diastole : relaxation du cœur qui suit chaque contraction.

DASH : régime alimentaire de l'hypertendu.

Essentielle : l'hypertension est dite « essentielle » lorsqu'elle n'a pas de cause identifiée.

Encéphalopathie hypertensive : maladie du cerveau due à l'hypertension.

Frantz Alexander : médecin hongrois émigré aux USA père de la médecine psycho somatique.

Glomérulopathie diabétique : maladie rénale due au diabète responsable d'une hypertension.

Hypertrophie ventriculaire gauche : épaississement de la paroi du ventricule gauche du cœur du à l'hypertension et responsable d'une insuffisance cardiaque.

Infarctus du myocarde : mort d'une partie plus ou moins importante du muscle cardiaque, une des complications graves de l'hypertension.

Jus de grenade : des études récentes montrent qu'il pourrait avoir des vertus antihypertensives.

K : Le symbole du potassium, bon pour l'hypertension mais celui que l'on trouve dans les aliments

LDL oxydés : ou mauvais cholestérol, qui oxydé par les radicaux libres forme la plaque d'athérome dans les artères.

MAPA : sigle du holter tensionnel ou la prise régulière de la tension artérielle pendant 24 heures.

Obésité abdominale : le signe majeur du syndrome métabolique, étape préliminaire du diabète et des maladies cardiovasculaires.

Palpitations : un signe d'hypertension artérielle ou de mauvais ajustement du traitement.

Q10 : un antioxydant particulier qui protège nos mitochondries de l'oxydation mais participe aussi à la production d'énergie.

Qi-gong : pratique chinoise qui permettrait de réguler son énergie et baisser ses chiffres de tension artérielle.

Risque cardiovasculaire : probabilité plus élevée due à certains facteurs dont l'hypertension de développer des maladies vasculaires ou cardiaques comme l'infarctus ou l'accident vasculaire cérébral.

Systole : période où le cœur se contracte.

Tueur silencieux : se dit de l'hypertension qui évolue sournoisement sans bruit

Toxémie gravidique : maladie rénale survenant au cours du troisième trimestre de la grossesse avec prise de poids, protéinurie, œdèmes et hypertension.

Variabilité : faculté à faire varier sa pression artérielle en fonction des événements extérieurs, signe de bonne santé cardiovasculaire.

Whisky : certaines études montrent que la consommation très modérée d'alcool autre que le vin rouge améliore la santé cardiovasculaire.

Yoga : le yoga améliore d'après certaines études le profil tensionnel.

Internet utile

afssaps.sante.fr
www.chu-rouen.fr
www.info-tabac.ca/
www.sante.gouv.fr
www.anaes.fr
www.alfediam.org
www.caducee.net
www.doctissimo.fr
www.fedecardio.com
www.infodiabete.com
www.e-sante.fr
www.espritphyto.com
(Boutique de phytothérapie en ligne)

BIBLIOGRAPHIE

Facteurs de risque cardiovasculaire - *Robert Haiat et Gérard Leroy* Collection OPUS 4 Editions Frisons-Roche.

Hypertension artérielle - Collection : Stratégies Thérapeutiques Editions espaces 34

Van Tine, Julia. Go the Extra Mile for a Big, Healthy Payoff.
Prevention, Emmaus (Pennsylvanie, USA), décembre 1999.

Sancier KM.Therapeutics benefits of Qigong exercises in combination with drugs. *J Altern Complement Med.1999 Aug;5(4):383-9.Synthèse.*

Mayer M. Qigong and Hypertension: a critique of research.*J Altern Complement Med.1999 Aug;5(4):371-82.Synthèse.*

Lee MS,et al.Effects of Qigong on blood pressure, blood pressure determinants and ventilatory function in middle-aged patients with essential hypertension.*Am J Chin Med.2003;31(3):489-97.*

Lee MS,et al. Effects of Qigong on blood pressure,high density lipoprotein cholesterol and other lipid levels in essential hypertension patients.*Int J Neurosci.2004 jul;114(7):777-86.*

Young DR, Appel LG, et al.The effect of anaerobic exercise and T'(ai Chi on blood pressure in older people : results of a randomized trial ; *J Am Geriatr Soc,* 1999;47:277-84.

Tsai J, Wang WH, et al.The beneficial effects of Tai Chi Chuan on blood pressure and lipid profile and anxiety status in a randomised controlled trial. *J Altern Complement Med.2003Oct;9(5):747-54.*

Patel C. 12 month follow up of yoga and biofeedback in the management of hypertension.*Lancet.*1975 Jan 11;1(7898):62-4.

Patel C, North WR. Randomised controlled trial of yoga and bio-feedback in the management of hypertension.*Lancet.*1975 Jul 19;2(7925):93-5.

Andrews G, MacMahon SW, et al.Hypertension: comparison of drug and nodrug treatments. *BrMed J (Clin Res Ed);*1982 May 22;284(6328):1523-6.

Damodaran A, Malathi A, et al.Therapeutic potential of yoga praticesin modifying cardiovascular risk profile in middle aged men and whomen. *J Assoc physiciens India.*2002 May;50(5):633-40.

Boutouyrie P, Corvisier R, et al.Effects of acupuncture on radial artery hemodynamics.Two controlled studies in preexposed and naive healthy subjects. *Arch Mal Coeur Vaiss.*2001 Aug;94(8):913-7.

Babichenko MA. Acupuncture reflexotherapy in the treatment of hypertension patients. *Lik Sprava.*2000 Jan-Feb;(1):95-7.

Kraft K, Coulon S. Effect of a standardized acupuncture treatment on complains, blood pressure and serum lipids of hypertensive, postmenopausal women. A randomized, controlled clincal study. *Forsch Komplementarmed.* 1999 Apr;6(2):74-9.German.

Kalish LA, Buczynski B, and al. Stop Hypertension with the Acupuncture Research Program (SHARP): clinical trial design and screening results. *Control Clin Trials.*2004 Feb;25(1):76-103.

Appel LJ, Miller ER 3rd, *et al.* Does supplementation of diet with 'fish oil' reduce blood pressure? A meta-analysis of controlled clinical trials. *Arch Intern Med.* 1993 Jun 28;153(12):1429-38.

Morris MC, Sacks F, Rosner B. Does fish oil lower blood pressure? A meta-analysis of controlled trials. *Circulation.* 1993 Aug;88(2):523-33.

Langsjoen H, Langsjoen P, *et al.* Usefulness of coenzyme Q10 in clinical cardiology: a long-term study. *Mol Aspects Med.* 1994;15 Suppl:s165-75.

Langsjoen P, Langsjoen P, *et al.* Treatment of essential hypertension with coenzyme Q10.*Mol Aspects Med.* 1994;15 Suppl:S265-72.

Widman L, Wester PO, *et al.* The dose-dependent reduction in blood pressure through administration of magnesium. A double blind placebo controlled cross-over study.*Am J Hypertens*, 1993;6(1):41-5.

Jellin JM, Gregory P, *et al.* Magnesium. [Consulté le 16 février 2002]. www.naturaldatabase.com

Sanjuliani AF, de Abreu Fagundes VG, Francischetti EA. Effects of magnesium on blood pressure and intracellular ion levels of Brazilian hypertensive patients.*Int J Cardiol* 1996 Oct 11;56(2):177-83. 21.

Cappuccio FP, Kalaitzidis R, *et al.* Unravelling the links between calcium excretion, salt intake, hypertension, kidney stones and bone metabolism. *J Nephrol.* 2000 May-Jun;13(3):169-77. Review.

Allender PS, Cutler JA, *et al.* Dietary calcium and blood pressure: a meta-analysis of randomized clinical trials. *Ann Intern Med.* 1996 May 1;124(9):825-31.

Griffith LE, Guyatt GH, *et al.* The influence of dietary and nondietary calcium supplementation on blood pressure: an updated meta-analysis of randomized controlled trials. *Am J Hypertens.* 1999 Jan;12(1 Pt 1):84-92.

Bostick RM, Fosdick L, *et al.* Effect of calcium supplementation on serum cholesterol and blood pressure: a randomized, double-blind, placebo-controlled, clinical trial. *Arch Fam Med.* 2000;9:31-39.

Dwyer JH, Dwyer KM, *et al.* Dietary calcium, calcium supplementation, and blood pressure in African American adolescents. *Am J Clin Nutr.* 1998 Sep;68(3):648-55.

Atallah AN, Hofmeyr GJ, Duley L. Calcium sup-

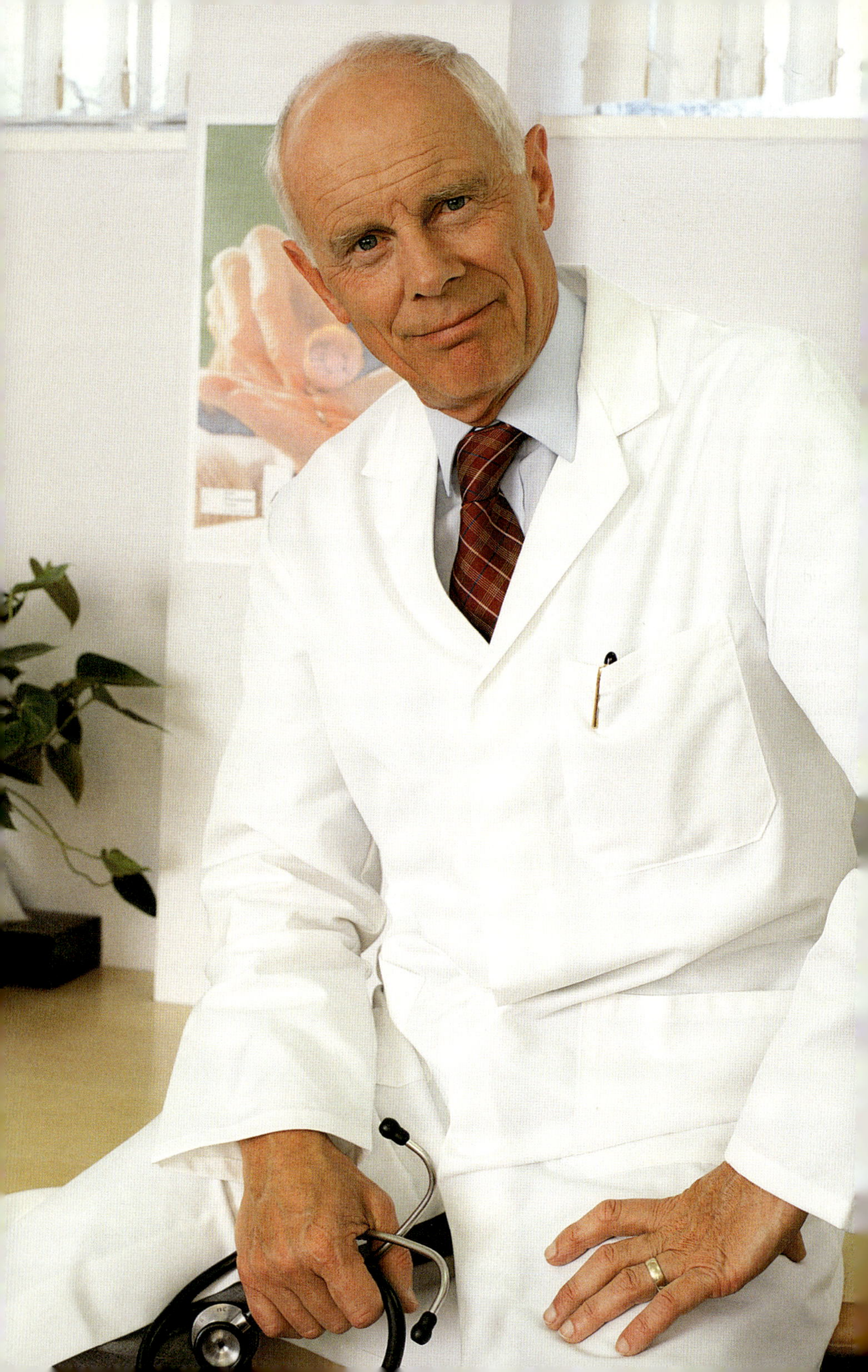

plementation during pregnancy for preventing hypertensive disorders and related problems. *Cochrane Database Syst Rev.* 2002;(1):CD001059. Review.

Silagy CA, Neil HA. A meta-analysis of the effect of garlic on blood pressure.*J Hypertens* 1994 Apr;12(4):463-8.

Vorberg G, Schneider B. Therapy with garlic: results of a placebo-controlled, double-blind study.*Br J Clin Pract Suppl* 1990 Aug;69:7-11.

Steiner M, Khan AH, Holbert D, Lin RI. A double-blind crossover study in moderately hypercholesterolemic men that compared the effect of aged garlic extract and placebo administration on blood lipids.*Am J Clin Nutr* 1996 Dec;64(6):866-70.

Mulrow C, Lawrence V, Ackermann R, *et al.* Garlic: effects on cardiovascular risks and disease, protective effects against cancer, and clinical adverse effects.*Evid Rep Technol Assess (Summ).* 2000 Oct;(20):1-4. Review. Résumé .[Consulté le 20 février 2006]: www.ncbi.nlm.nih.gov/books Texte intégral .[Consulté le 20 février 2006] : www.ahrq.gov

Les titres disponibles chez Alpen Éditions